get it 轻知

抗炎减糖饮食

吃出自愈力

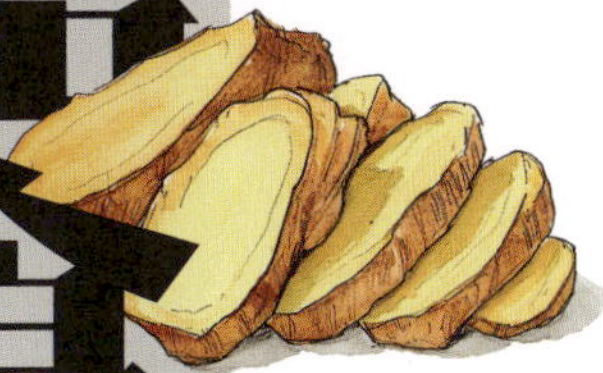

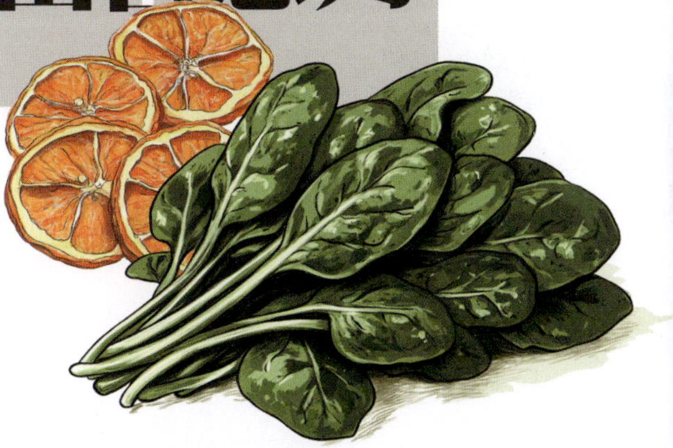

主　编 ——— 李融融　段佳丽
副主编 ——— 黄梨煜　顾凯辰

中国轻工业出版社

目录

CHAPTER 1
第一章

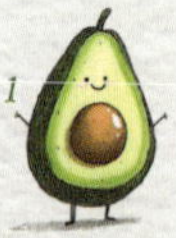

抗炎减糖饮食，冲破误区和挑战

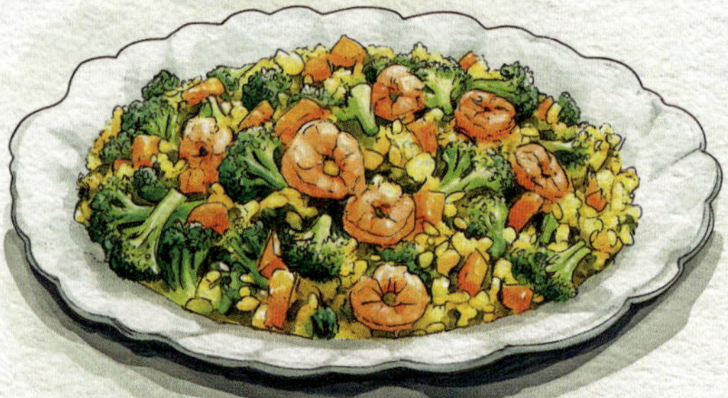

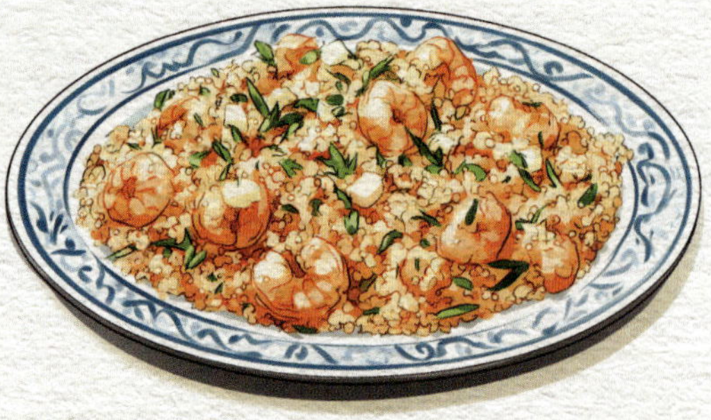

CHAPTER 2
第二章

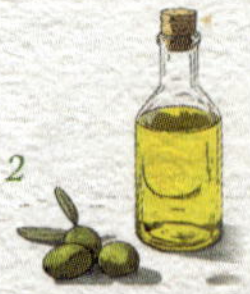

五大类超级抗炎食物

CHAPTER 3

第三章

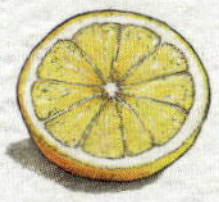

抗炎减糖饮食，一日三餐这样吃

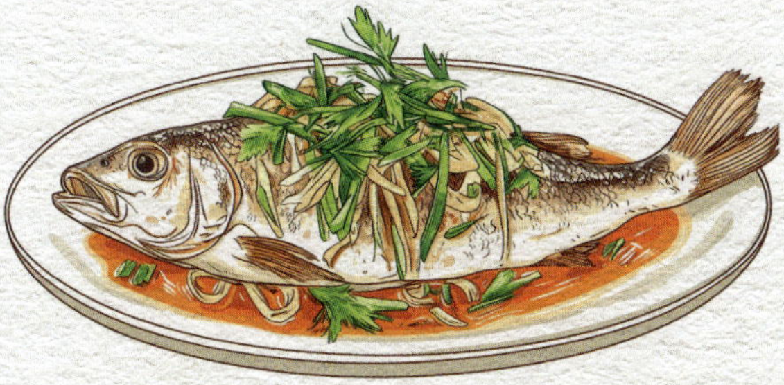

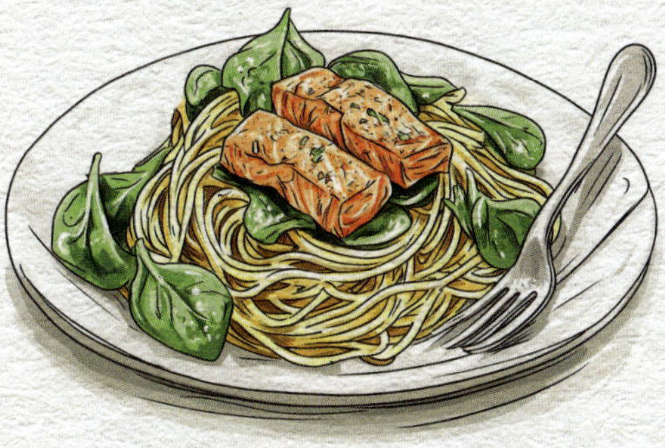

CHAPTER 4

第四章

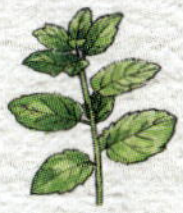

饮食＋生活方式，打造抗炎稳糖体质

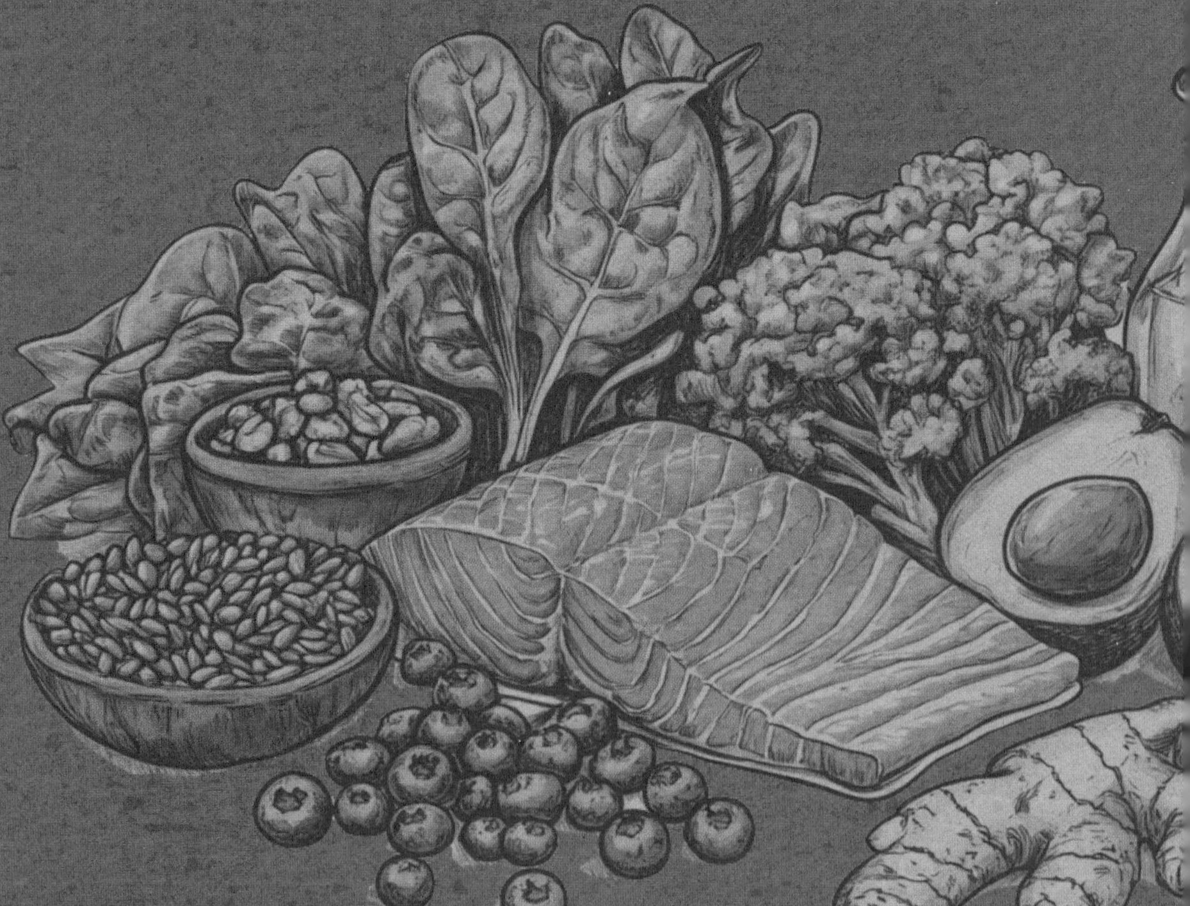

CHAPTER 1

第一章

抗炎减糖饮食，冲破误区和挑战

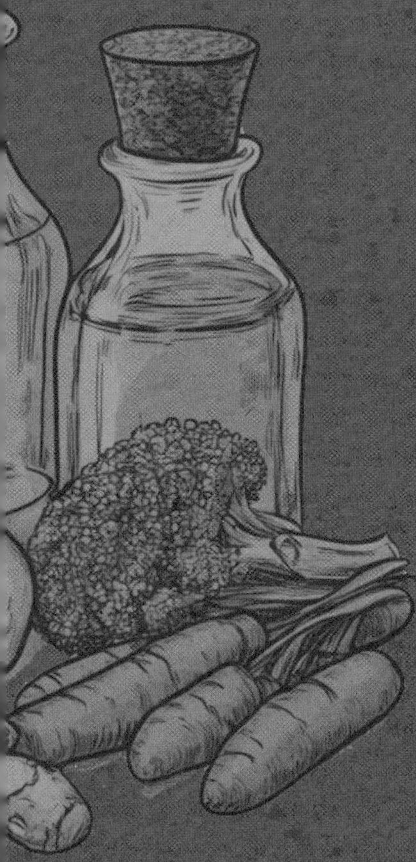

第一节 炎症与健康：从“燃烧”到“灭火”

炎症是身体最古老的防御机制之一，也是健康的“风向标”。当我们不小心被划伤、感染病毒，甚至只是身体感到压力时，炎症就像一道警报迅速拉响，帮助身体抵御外敌、修复创伤。它看似是问题的源头，其实是身体启动自我保护的关键环节。当你摔伤后脚踝肿胀或感冒时喉咙发炎，急性炎症的“使命”是快速响应并尽快平息，是短暂的、有益的。

但并不是所有炎症都是健康的象征。有一种隐形的炎症值得警惕，那就是慢性炎症。这种炎症不会像急性炎症那样大张旗鼓地提醒你，而是悄悄地潜藏在体内，持续对身体造成不易察觉的影响。如果说急性炎症像是一场突然而至的大火，那么慢性炎症更像是一堆余烬，虽不猛烈，却长时间灼烧，最终可能引发更大的健康危机。

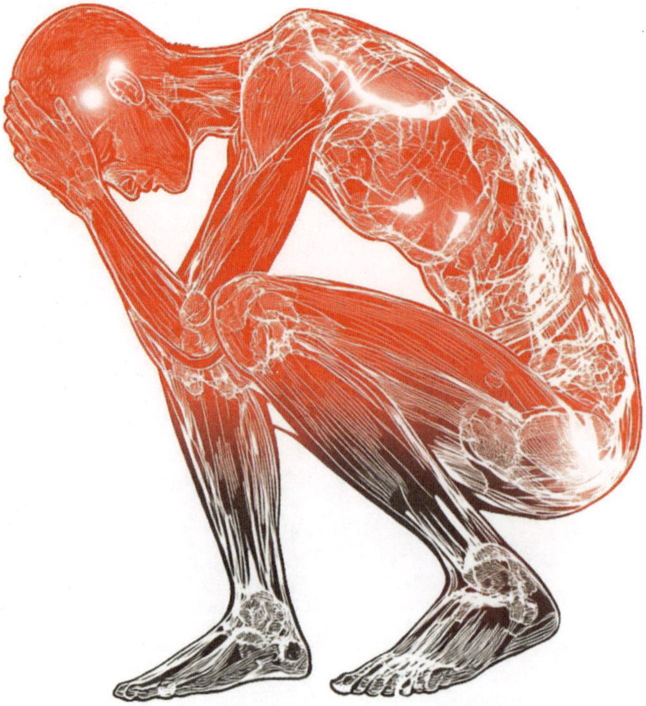

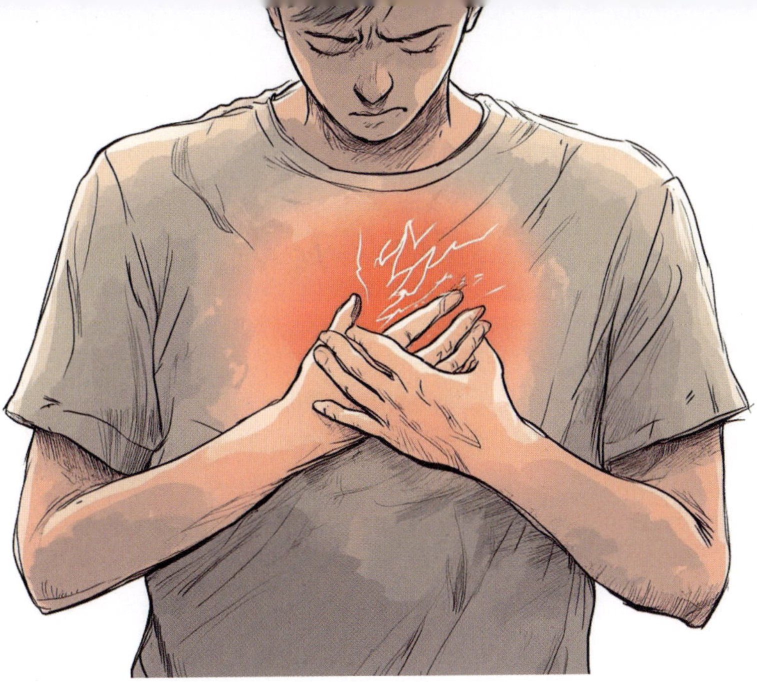

炎症是朋友还是敌人

炎症其实是一种“有目的”的反应。当身体遭受外界的创伤，比如病毒入侵、细菌感染，免疫系统会迅速做出反应，把白细胞派到“战场”，释放信号来对抗“敌人”。这就是为什么当你被划伤或摔伤时，伤口附近会红肿、发热。这些症状虽然使人不舒服，但实际上是免疫系统修复身体的努力成果。

但是，慢性炎症没有这么“友好”。它不会像急性炎症那样有明显的红肿、疼痛，而是会在身体深处持续存在，悄悄地影响细胞、血管甚至器官的健康。科学研究表明，许多现代疾病都与慢性炎症密切相关，比如心脏病、糖尿病，甚至一些癌症。美国心脏协会的数据显示，体内炎症水平升高的人患心血管疾病的风险增加了2倍以上。这说明，慢性炎症这团“小火苗”，不仅不会自己熄灭，反而可能会酿出一场健康危机。

是什么让这团“火”一直燃烧

你可能会觉得，慢性炎症与自己没什么关系。但事实上，许多日常习惯都是“加油添柴”的罪魁祸首。

不健康的饮食

高糖、高脂肪的加工食品，就像慢性炎症的助燃剂。精制碳水化合物（如白面包、蛋糕）和含糖饮料会快速升高体内的血糖水平，从而刺激炎症因子的产生。根据《美国临床营养学杂志》（*The American Journal of Clinical Nutrition*）的研究，连续饮用含糖饮料一周，参与者的炎症标志物C-反应蛋白（CRP）显著升高。

压力过大

当我们长期处于压力之下，身体会分泌大量应激激素——皮质醇。短期内，它对身体有保护作用，但如果分泌过多，反而会导致免疫系统紊乱，引发慢性炎症。

缺乏运动

久坐不动会让身体的代谢变得缓慢，使炎症因子更容易累积。而规律的中强度运动则被证明可以有效降低炎症水平。

睡眠不足

长期缺乏高质量睡眠会扰乱身体的修复机制，让慢性炎症有机可乘。一项针对6000名成年人的研究发现，每晚睡眠少于6小时的人，体内炎症水平比睡足7～8小时的人高20%。

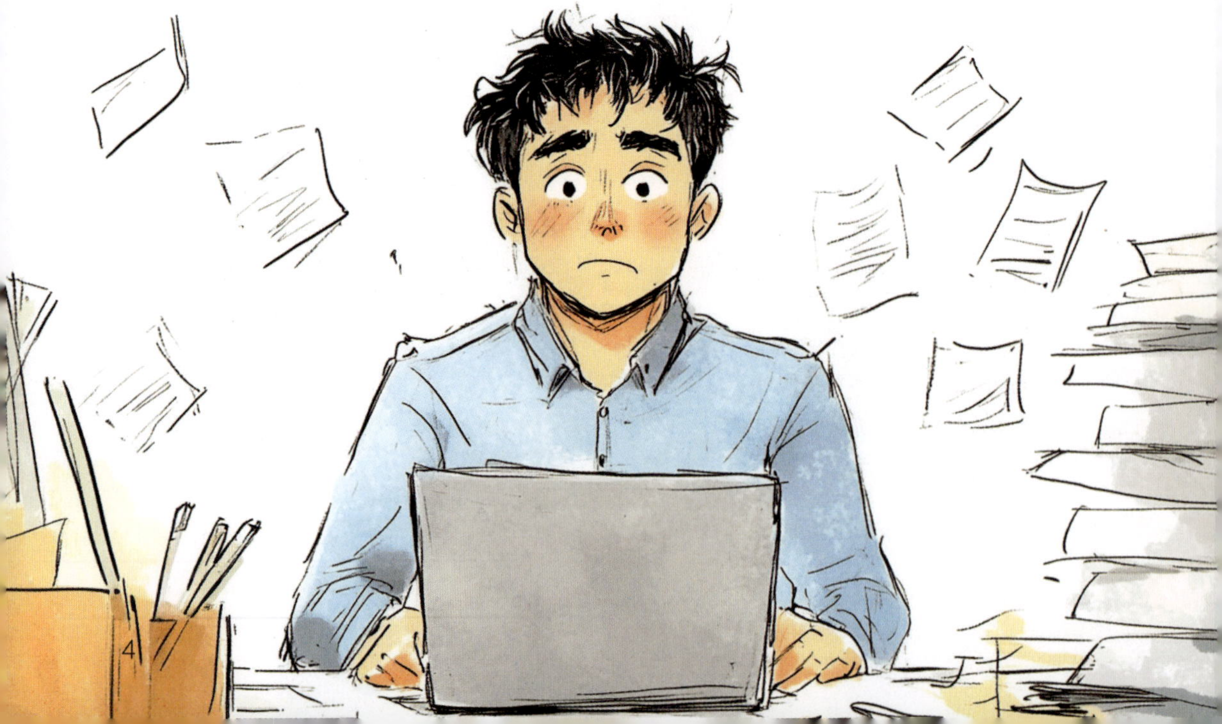

如何“灭火”——抗炎的力量

身体里还能有“火灾”这听起来有点吓人，但是别担心，通过调整生活习惯可以有效控制它。尤其是饮食，可以说是“灭火器”中的重中之重。

有一些食物有强力的“灭火”效果，它们富含抗氧化剂、ω-3脂肪酸、膳食纤维等，可以抑制炎症因子的生成，帮助身体“降温”。

ω-3脂肪酸就是一种抗炎明星，这些健康脂肪存在于深海鱼类（如三文鱼）、亚麻籽油和核桃等食物中。它们能有效抑制体内的炎症反应，降低心血管疾病的风险。

多彩的蔬果是抗氧化剂的绝佳来源。深绿色的菠菜、羽衣甘蓝、西蓝花，鲜艳的蓝莓、彩椒、南瓜，都是抗炎食材的代表。它们富含的抗氧化剂可以中和体内的自由基，防止炎症对细胞的损害。

同样的，橄榄油和牛油果含有丰富的健康脂肪，它们不仅能让食物变得更美味，还能帮助身体对抗慢性炎症。橄榄油中的多酚成分更是天然的“抗炎武器”。

香辛料中的姜黄和生姜，被称为天然的抗炎药草。尤其是姜黄中的姜黄素，是一种强效的抗炎成分，它能够减少大量炎症因子，有效帮助控制炎症。

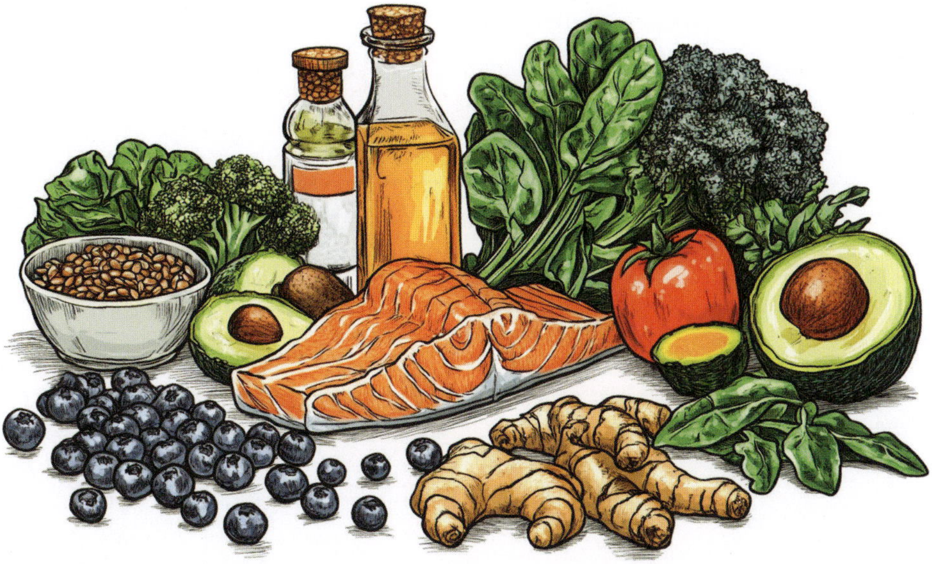

“灭火”从饮食开始，但不止于饮食

虽然饮食是控制慢性炎症的重要“武器”，但它不是唯一的。想要真正灭掉这团“火”，我们还需要全方位的生活调整，比如调节情绪、规律运动、保证睡眠等。

其实，炎症并不可怕，它是身体的一部分，是我们的自卫机制。但当这团“火”长时间燃烧时，它就会对身体产生负面影响。通过调整饮食和生活方式，我们可以有效控制炎症，减少它对身体的长期伤害。每一次健康的饮食选择，都是在给身体“降温”，帮助我们远离慢性病的威胁。

从今天开始，就让我们试着用这些“灭火”策略，帮助自己和家人守护健康吧！

第二节 科学解码抗炎饮食：自愈力的营养基石

如果说炎症是体内那团“看不见的火”，那么抗炎饮食就是“灭火器”。通过选择正确的食物，可以帮助免疫系统恢复平衡，实现身体的自愈。抗炎饮食不仅仅是一种流行趋势，它的背后有着强大的科学依据。那么，抗炎饮食到底是什么？为什么它对我们的健康如此重要？让我们从最基本的原理开始，逐步揭开这背后的科学基础。

抗炎饮食是“调节器”

很多人听到“抗炎饮食”这几个字时，可能会觉得是某种“神奇”的食物能瞬间让身体变好。其实，抗炎饮食指通过科学地选择健康食材，减弱身体的炎症反应。你可以把它想象成一种饮食“调节器”，帮助人体调节免疫系统，让它不过度反应，也不失去活力。

当你吃对了食物，就像减小了免疫系统的“火力”，它仍然能保护你免受感染，但不会因为过度反应而伤害自己。如果你选择了不当的食物，就相当于调大“火力”，火焰可能会越烧越旺，给身体带来健康隐患。

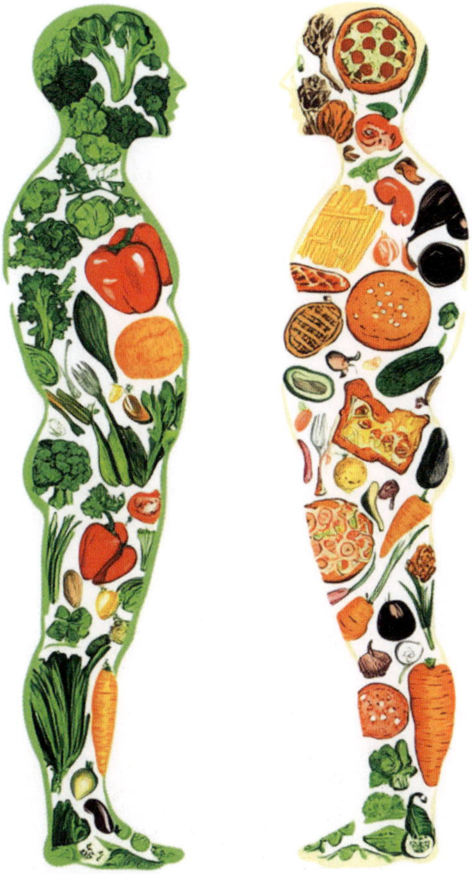

抗炎饮食的关键：找到“火源”并加以控制

你可以把慢性炎症想象成身体里的一个工厂，它会制造一些不合格的产品——炎症因子。这些炎症因子会在你不知不觉中开始破坏细胞、器官，引发一系列的健康问题。而抗炎饮食的目标就是降低这些“坏产品”的产量。

那么，抗炎饮食的核心任务是什么呢？答案是减少促炎食物，增加抗炎食物，同时调节身体内的营养平衡，让“生产线”恢复正常。就像一个工厂需要严格控制原料供应，抗炎饮食也是通过提供合适的食物原料，帮助身体减少这些“坏产品”的产生。

抗炎饮食的 3 个核心原则

要理解抗炎饮食的科学基础，关键在于掌握它的3个核心原则：减少炎症因子的产生，保护细胞免受炎症损害，促进身体自我修复。这听起来可能有点专业，你可以将其想象成“防火”“灭火”“修复”。

核心原则1：减少炎症因子的产生——远离“火源”

炎症因子的产生与我们吃的某些食物直接相关，特别是那些高糖、精制碳水化合物、含反式脂肪的食物。它们就像是火源，能刺激炎症因子的产生，点燃身体的慢性炎症反应。

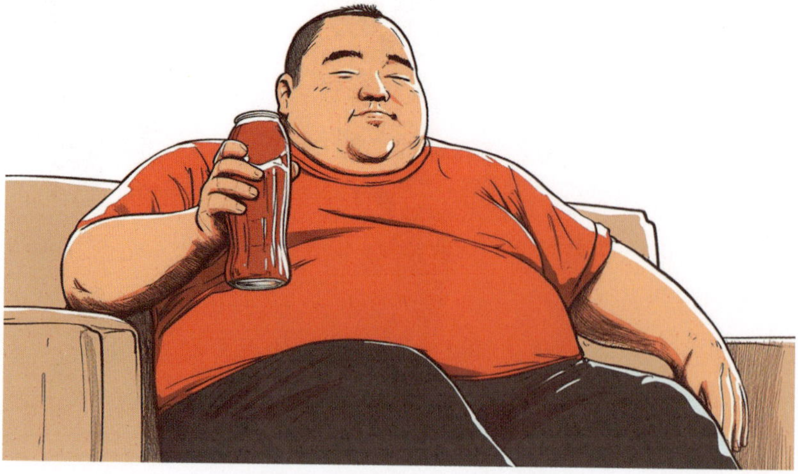

根据《自然》（*Nature*）的研究，持续高糖饮食会导致体内炎症因子如白细胞介素-6（IL-6）和肿瘤坏死因子-α（TNF-α）的水平显著升高，其与心血管疾病、肥胖等慢性病患病风险增加密切相关。

举个例子，当你吃了一块甜甜的蛋糕或喝了一瓶含糖饮料时，体内的血糖会迅速飙升。血糖的突然升高会让你的身体分泌更多的炎症因子，如IL-6和TNF-α。根据研究发现，长期高糖饮食人群的炎症因子水平明显高于普通人群，而且慢性病风险也升高。

核心原则2：保护细胞免受炎症损害——扑灭“小火苗”

抗炎饮食通过提供富含抗氧化剂的食物来帮助身体抵御炎症。抗氧化剂就像是身体里的消防员，它能中和体内的自由基，防止细胞受炎症因子的损害。

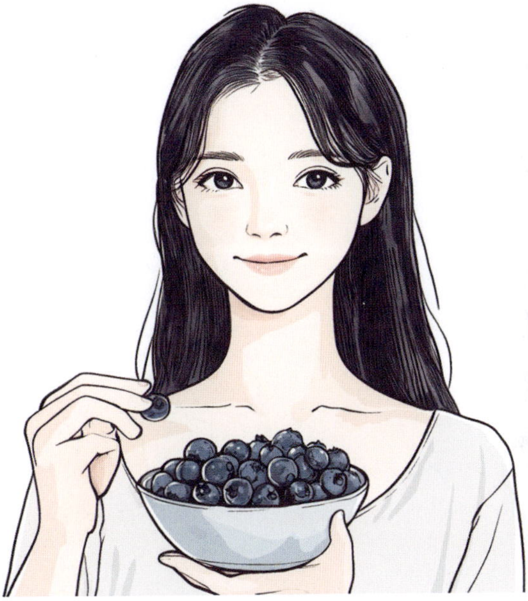

2010年《美国临床营养学杂志》（*The American Journal of Clinical Nutrition*）的一项研究表明，每天摄入100克蓝莓，连续6周，不仅可以降低体内的氧化应激水平，还能显著减少C-反应蛋白（CRP）的浓度，这是一个重要的炎症标志物。

假设我们每天吃上一小碗蓝莓，其中富含的抗氧化剂进入身体时，就像一群消防员，专门负责扑灭体内的“小火苗”。

核心原则3：促进身体自我修复——启动“修复工程”

抗炎饮食不仅是为了减少炎症，还能为身体的修复机制提供“动力”，帮助受损的组织恢复得更快。研究表明，富含ω-3脂肪酸、膳食纤维和多酚类物质的食物能显著激活身体修复机制，让细胞更高效地完成自我修复。

2015年《英国临床药理学杂志》（*British Journal of Clinical Pharmacology*）的一项研究指出，长期摄入富含ω-3脂肪酸的深海鱼类（如三文鱼、沙丁鱼），不仅能调节免疫反应，还能抑制炎症因子的生成，从而为受损组织的修复提供理想环境。

假设我们每周吃2次三文鱼，这些富含ω-3脂肪酸的食物进入体内后，就像一批修复细胞的维修队，专门修补炎症引起的微损伤。根据上述研究，每周适量摄入EPA和DHA（2种主要的ω-3脂肪酸），可以显著改善细胞的愈合速度，同时维护免疫系统的平衡。

此外，多酚类物质和膳食纤维同样是修复过程的重要“助手”。例如，绿茶中的多酚类物质（如儿茶素）不仅具有抗氧化特性，还能减少炎症带来的组织损伤。结合富含膳食纤维的全谷物食物，能帮助维持肠道的微生态平衡，从而进一步支持身体的整体修复能力。

通过这样的饮食结构，身体逐渐搭建出一套完善的修复系统，在这样的抗炎环境下，从细胞到组织会更快地修复。

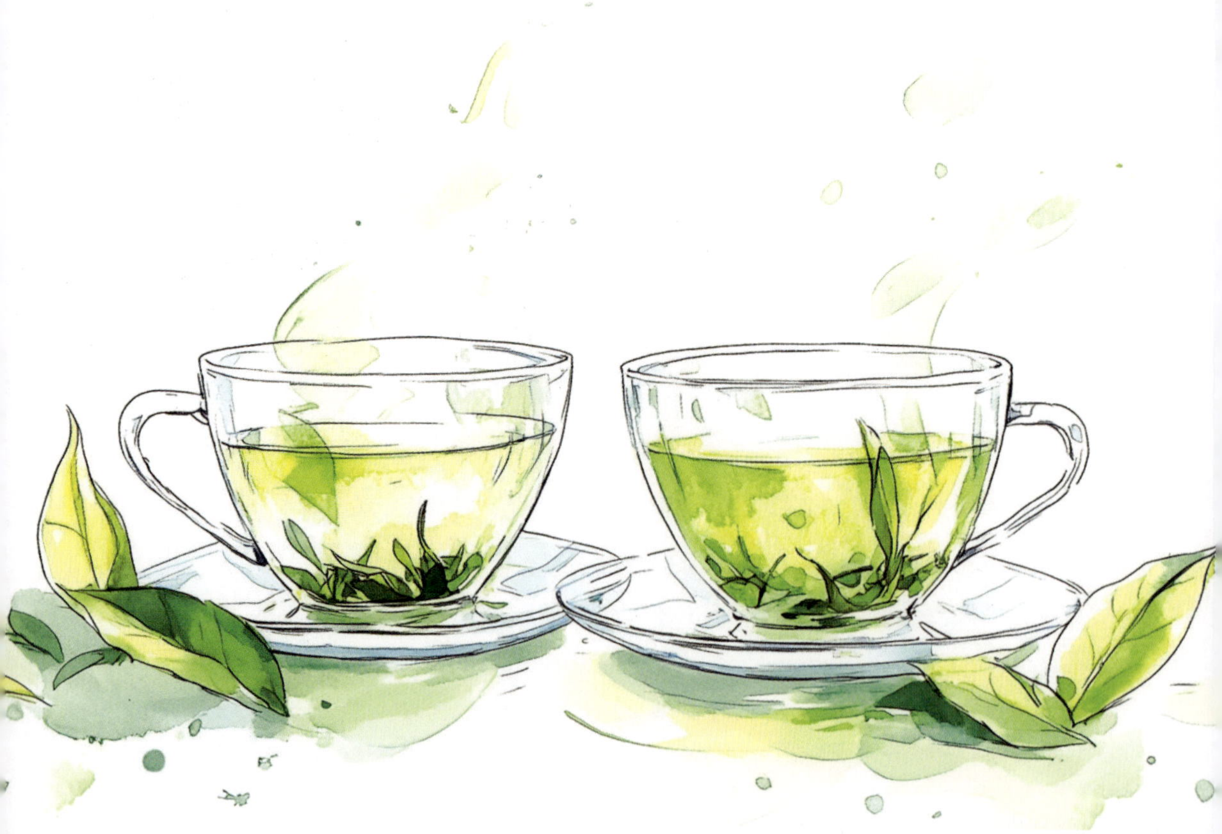

抗炎饮食背后的科学逻辑：平衡是关键

抗炎饮食的核心，不在于追求某种“神奇食物”或彻底避免某些食物，而在于建立一种平衡的饮食结构。我们的身体是一个精密的系统，需要多种营养素来维持健康。抗炎饮食强调的是多样化、平衡的营养摄入，尽可能避免让炎症因子得到“助燃剂”。

当你吃下一盘色彩丰富的蔬菜、搭配适量的优质蛋白和健康脂肪时，身体会进入一个平稳的节奏——不会过度反应，也不会过度防御。这种平衡才是抗炎饮食的真正力量。

总之，抗炎饮食的科学基础，归根结底在于减少体内炎症的“火源”，同时增加抗氧化剂和健康脂肪以保护细胞、促进修复。通过选择这些天然的抗炎食物，我们不仅能降低慢性炎症的风险，还能让身体处于更健康、更平衡的状态。

下次当你在餐桌上挑选食物时，记住，这些抗炎食物不仅仅是为了饱腹，它们也在悄悄地调节你体内的炎症反应，决定了你的健康。

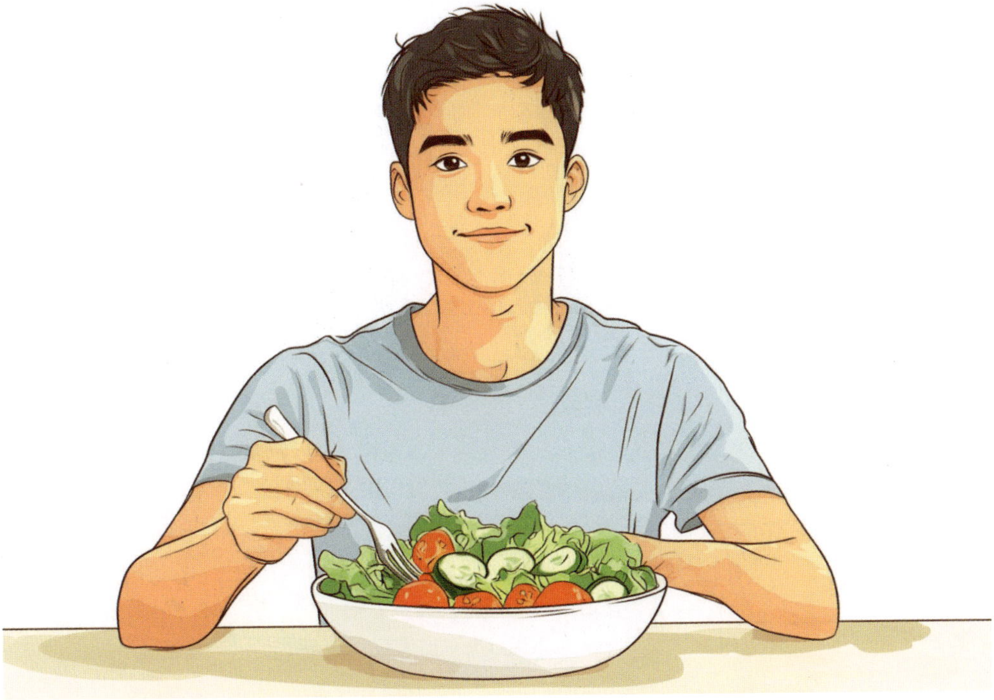

第三节 减糖的真相与健康替代品

“减糖”已经成为现代生活中的热门话题，无论是健康杂志、社交媒体还是日常聊天，大家都在讨论如何“少吃糖”或“控糖养生”。但减糖究竟指的是什么？我们为什么要这么关注糖分？糖难道不是碳水化合物的一部分吗？我们需要厘清“糖”的概念，了解哪些糖应该减少摄入，以及如何选择健康的替代品来减少糖分摄入。

为什么要减糖

糖分不仅是让人发胖的元凶，还与多种健康问题密切相关。长期高糖饮食会触发一系列代谢问题，使身体陷入炎症和能量紊乱的状态，增加多种慢性病的风险。我们应当减少糖分摄入的主要原因有以下几点。

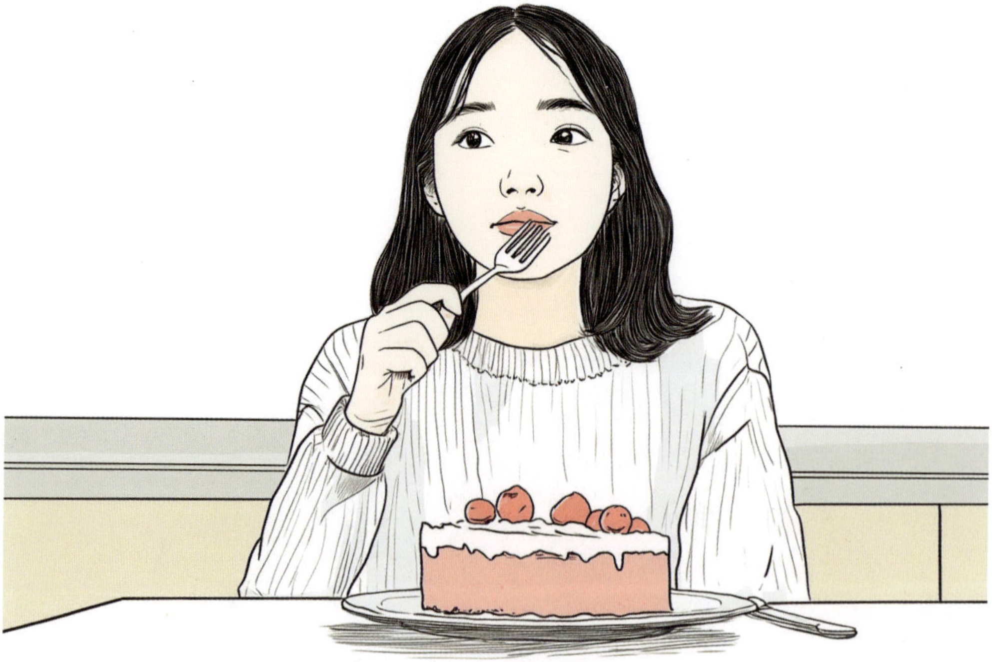

血糖波动导致疲惫和饥饿感

高糖饮食会让血糖急剧升高，随后胰岛素迅速分泌使血糖快速下降。这种剧烈的血糖波动会导致饥饿感，让人感到疲惫，从而进食更多食物，形成恶性循环。

体重增加

糖分提供的能量是“空热量”，容易转化为脂肪，尤其是腹部脂肪，导致体重上升。当糖分摄入过多时，身体无法将多余的能量完全消耗，便会以脂肪形式储存起来。研究表明，腹部脂肪的堆积不仅是外在问题，还与多种代谢疾病密切相关，如胰岛素抵抗和脂肪肝。因此，控制糖分摄入是保持健康体重的关键一步。

引发慢性病

高糖饮食与胰岛素抵抗密切相关，会增加2型糖尿病、心血管疾病和脂肪肝的风险。此外，糖分还会加剧炎症，影响全身健康。一项发表于《美国医学会杂志》（*JAMA Internal Medicine*）的研究显示，摄入过量添加糖的人群，心血管疾病的死亡风险比低糖摄入人群高出38%。

减糖的真正对象

在谈论减糖时，很多人可能会立即联想到白糖、红糖或糖果。实际上，日常饮食中需要减少的糖分远不止这些。为了更好地理解减糖的真正对象，我们将糖分为以下三大类。

添加糖：真正的“罪魁祸首”

添加糖是指在食物加工过程中人为加入的糖分。它们并不天然存在于食物中，而是为了增加甜味和口感被额外添加进去的，如饮料、甜点、饼干、果酱等。添加糖不仅会快速提升血糖，还会给身体带来“空热量”，没有其他营养价值，从而导致脂肪堆积、胰岛素抵抗，甚至增加糖尿病、肥胖等健康风险。

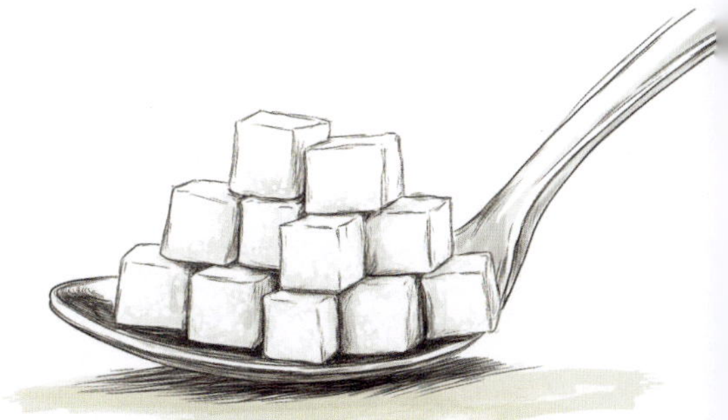

含糖饮料是现代饮食中糖分摄入的主要来源之一。一瓶普通的含糖饮料可能包含超过世界卫生组织推荐的控制每日添加糖摄入量的上限，这些糖会迅速提高血糖水平，导致胰岛素剧烈波动，最终增加代谢性疾病的风险。

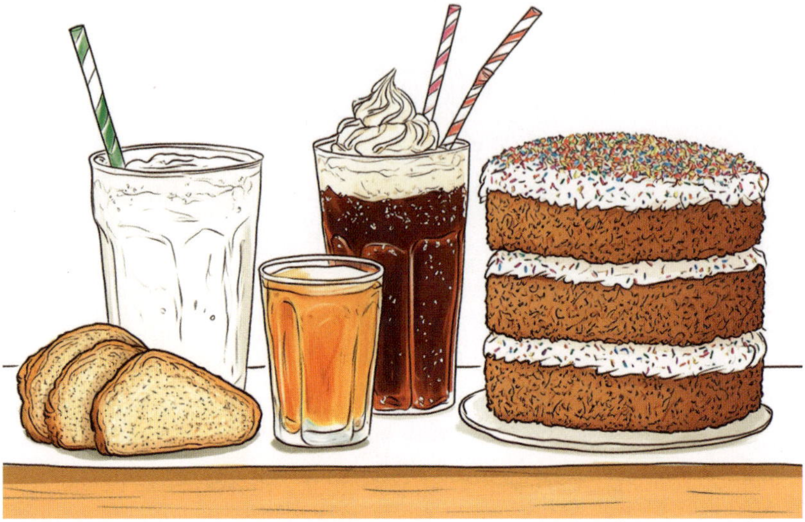

精制糖与精制碳水化合物：血糖的“快速电梯”

精制糖与精制碳水化合物（如糖果、白面包、白米饭和糕点）是减糖的另一大目标。这些食物经过深加工，失去了原有的营养，进入体内后更容易迅速分解成简单糖，让血糖迅速升高。这种快速的血糖波动不仅让人感到疲惫，还会增加饥饿感，导致过度进食。

天然存在的糖：适量控制

一些食物中天然含有糖分，如水果和乳制品。这些糖相较于添加糖和精制糖，对健康的影响相对较小，因为它们通常伴随着膳食纤维、维生素和矿物质等有益成分。然而，即使是天然糖，也需控制摄入量，尤其是高糖水果（如山楂和香蕉），过量食用也可能导致血糖升高。而低糖水果如蓝莓、草莓等，则更适合作为日常选择，它们不仅糖分含量较低，还能提供丰富的抗氧化剂和膳食纤维。

同时，搭配其他食物一起食用水果，也有助于减缓血糖的上升速度。例如，将水果与坚果、酸奶搭配，不仅能够增加饱腹感，还能避免单独食用高糖水果引发的血糖波动。

再次强调，适量且均衡的食用方式是健康饮食的关键。

如何避开“隐形糖”

很多食品吃起来不甜，却含有隐藏的糖分。例如，一些加工食品中的酱料、调味品甚至标有“无糖”的食品，可能含有其他形式的甜味剂或糖浆。为了减少糖的摄入，建议采取以下措施。

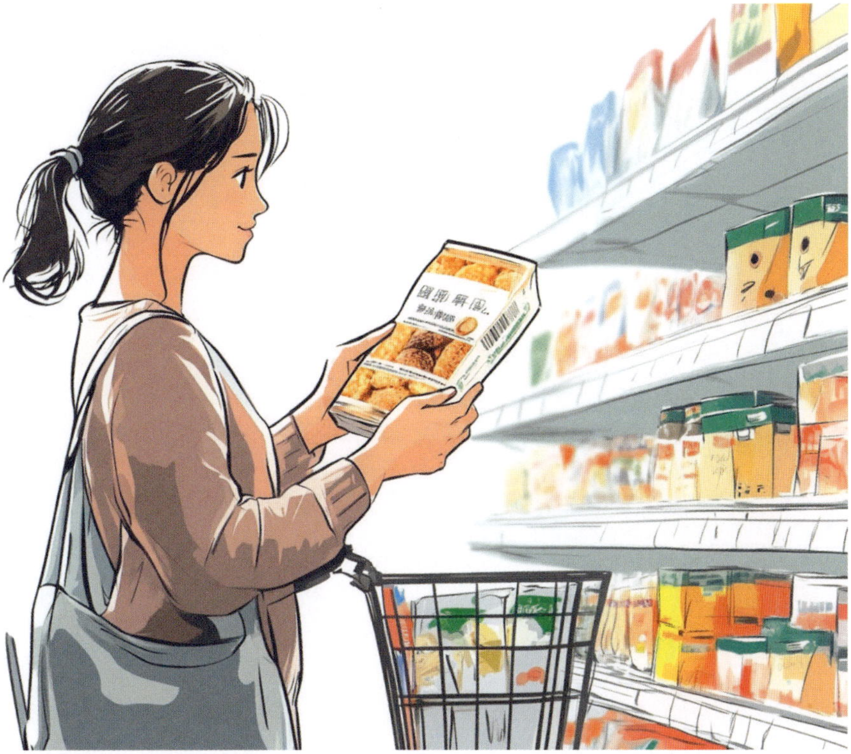

学会看营养标签

在购买加工食品时，仔细查看营养标签，了解糖的来源。除了白砂糖，玉米糖浆、果糖、蔗糖、葡萄糖等都是糖的另一种名称。避免购买含有这些成分的食品，有助于减少“隐形糖”的摄入。

小心“无糖”陷阱

在中国，食品标签中的“无糖”通常指的是不含蔗糖和葡萄糖，但不一定意味着完全不含任何糖类物质。很多产品可能添加了甜味剂，如木糖醇、甘草甜素等，这些甜味剂虽然不会显著影响血糖水平，但长期过量摄入也可能对健康产生一定的风险。因此，即使是“无糖”食品也要适量食用。

还需要指出的是，“无糖食品”不等于低能量！有的无糖食品虽然不含糖，却含有大量反式脂肪、蛋白质，过多摄入这些无糖食品对健康无益。

减少加工食品，自己做饭

加工食品是“隐形糖”的主要来源。如果能够自己做饭，掌握食材的来源和使用，就能有效控制糖分摄入。比如，自己制作沙拉酱可以避免市售沙拉酱中的大量添加糖。

如何健康减糖

减糖不意味着完全放弃所有甜味食物和碳水化合物，而是选择更有益于健康的食物。以下是一些健康减糖的建议。

选择健康的碳水化合物

用全谷物、豆类和低GI食物替代精制碳水化合物，这些食物可以避免血糖大幅波动。

用水果代替甜点

当你想吃甜食时，可以选择低血糖生成指数（GI）水果，如苹果（GI值为36）或蓝莓（GI值为34），既能满足味觉需求，又能提供更多的抗氧化剂和膳食纤维。

增加蛋白质和健康脂肪的摄入

富含蛋白质和健康脂肪的食物（如鸡蛋、牛油果、坚果）能增加饱腹感，减少人体对糖分的渴望。

尝试健康替代品

如用椰糖或枫糖浆替代白糖调味；制作甜点时，用燕麦粉或全麦粉代替精制面粉，不仅可减小血糖波动，还能增加膳食纤维的摄入。

延展阅读——控糖食物

（1）天然甜味剂

椰糖：低 GI 食物（GI 值为 35），含有少量膳食纤维和矿物质，是白糖的良好替代品。

甜菊糖：几乎不含能量，适用于需要低糖饮食的人群，不影响血糖水平。

（2）低GI食物

全谷物：如糙米、藜麦、燕麦等，这些富含膳食纤维的碳水化合物能缓慢释放能量，避免血糖剧烈波动。

豆类：富含蛋白质和膳食纤维，有助于延缓碳水化合物的吸收，保持血糖稳定。

低糖水果：如蓝莓、草莓、黑莓等浆果，富含膳食纤维和抗氧化剂，是健康的甜味来源。

坚果和种子：富含健康脂肪和蛋白质，对血糖的影响较小，适合作为零食或烹饪的补充食材。

减糖并不意味着拒绝所有糖类，而是要学会选择对身体更有益的糖类，避免摄入大量添加糖和精制碳水化合物。通过选择健康的天然甜味剂和低GI食物，减少加工食品的摄入，可以稳定血糖、减少炎症，让身体保持健康的状态。健康减糖，享受美味，同时为长远的健康奠定基础。

第四节 抗炎与减糖：双管齐下，强化自愈防线

在现代健康饮食领域，“抗炎”和“减糖”是两个非常热门的关键词。抗炎饮食帮助我们应对体内的隐形“火焰”（炎症），而减糖饮食则有助于控制血糖，避免血糖大幅波动。有人可能会问：“这二者之间有什么关系？我应该遵循一个还是两个呢？”

事实上，抗炎和减糖饮食不仅可以并行，二者结合还能实现“1+1>2”的健康效果。它们就像一对完美搭档，协同合作，共同守护我们的健康。总而言之，减糖饮食可以帮助我们稳定血糖，抗炎饮食可以减少身体里的炎症反应，强化身体的自愈防线。

炎症与糖——看不见的“火上浇油”

高糖食物，是炎症的“燃料”之一。过多的糖分摄入不仅会让你的血糖飙升，还会触发一系列的炎症反应，让体内的慢性炎症逐渐加剧。换句话说，高糖饮食就像是火上浇油，让原本可能已经存在的“火焰”烧得更旺。

当你吃了过多的糖，血糖水平快速升高，身体会分泌大量的胰岛素来调节血糖。这个过程如果经常发生，会引起胰岛素抵抗，导致糖尿病的风险增加。同时，研究表明，高糖饮食与炎症因子（如TNF-α和IL-6）水平的升高密切相关。这些促炎因子会进一步损害细胞，加剧慢性病的发展。你可以想象，糖不仅直接参与慢性病的形成，还在体内制造了一个“温床”，让炎症更容易发生。

减少糖分摄入，给炎症“降温”

如果你把身体想象成一辆汽车，食物是燃料，那么糖就是一种“劣质燃料”。短期内，吃一块蛋糕可能让你感到能量满满，但这种能量来得快，去得也快。你的身体在一瞬间被大量的糖激活，但不久后，你会感到疲惫、空虚，甚至可能产生对糖的依赖。长期如此，免疫系统和代谢功能都会受影响。

研究表明，高糖饮食会增加体内的自由基，这些自由基会攻击细胞膜和DNA，进一步引发炎症。而减少糖分摄入能够有效减少这种损伤。瑞士苏黎世大学研究团队

在2009年进行了一项研究，该研究招募了29名健康的年轻男性，将他们随机分成两组，分别饮用高果糖饮料和低果糖饮料，持续3周。结果显示，高果糖饮食组的C-反应蛋白水平显著升高，而低果糖组则未出现类似变化。研究进一步表明，减少果糖的摄入有助于降低体内炎症水平。

换句话说，减糖和抗炎并不是两个独立的目标，它们是相互影响的。如果你能有效控制糖的摄入，炎症自然也会得到控制，身体的内部环境也会更健康。

如何将抗炎与减糖饮食结合起来

虽然“抗炎”和“减糖”听起来像是两个目标，但实际上，它们在食材选择上有着很大的一致性。因此，要将二者结合并不复杂，关键是学会选择正确的食物，让它们协同工作，实现健康最大化。

选择低GI食物：平稳血糖、减少炎症

低GI食物不仅能帮助稳定血糖，还可以抑制炎症反应。

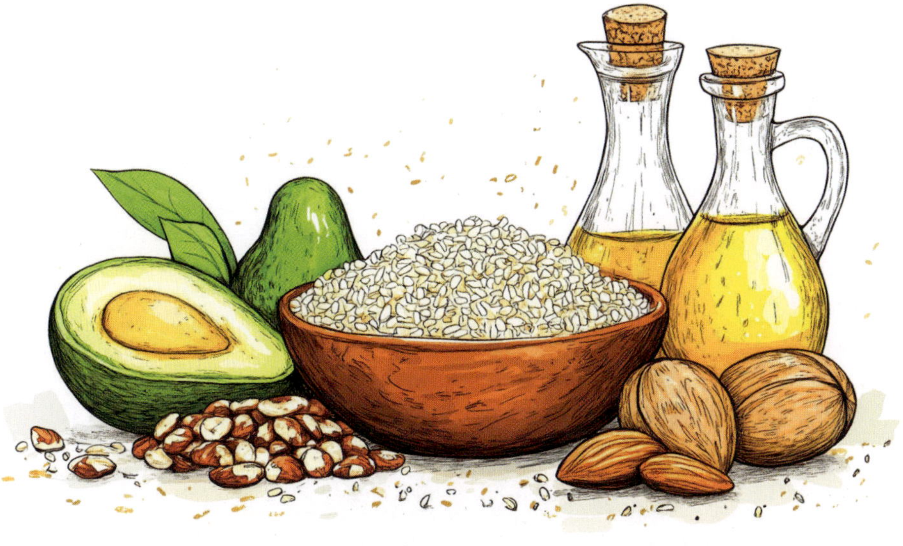

（1）全谷物： 如糙米、藜麦、燕麦等。这些全谷物不仅能缓慢释放能量，避免血糖急剧上升，还富含抗氧化剂和膳食纤维，有助于降低体内炎症。

（2）健康脂肪： 如牛油果、橄榄油、坚果等。健康脂肪不仅能延缓血糖的上升，还含有抗炎成分，能够调节免疫系统的反应。

避免高糖食物和精制碳水化合物

尽量避免食用那些会快速提升血糖的高糖食物，如含糖饮料、蛋糕、饼干等精制甜食。它们不仅会让你血糖飙升，还会带来慢性炎症。选择替代品如低糖水果（但要控制量），也可以用天然甜味剂（如赤藓糖醇）代替精制糖。

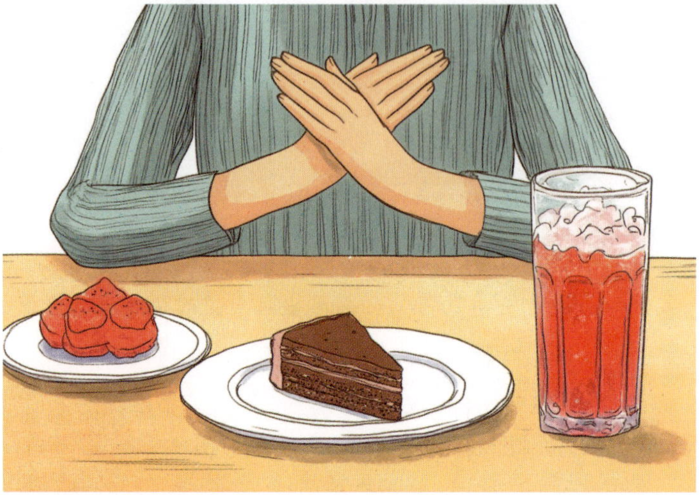

多吃富含抗氧化剂的蔬果

抗氧化剂是对抗炎症的强力“灭火器”，它们能中和自由基，保护细胞免受炎症的损害。富含抗氧化剂的食物包括以下这些。

（1）深色蔬菜：如西蓝花、羽衣甘蓝、菠菜等。

（2）富含维生素C的水果：如柑橘类、蓝莓、草莓等。这些食物能让炎症和血糖波动的威胁统统“退避三舍”。

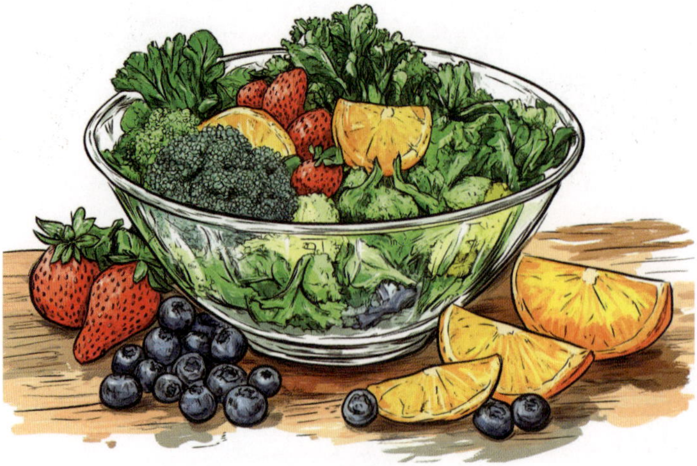

蛋白质的助攻：优质蛋白的双重作用

蛋白质在抗炎和减糖饮食中扮演着重要角色，它不仅有助于修复组织、维持肌肉，还有助于控制血糖水平。选择瘦肉、鱼类、大豆及其制品等，不仅能让你感到饱足，还不会刺激血糖快速上升。

Tips：做出一点小改变

早餐：可以尝试蓝莓燕麦粥，或者在酸奶中加入一些坚果和亚麻籽。

午餐：可以做一份加了橄榄油的绿色蔬菜沙拉，再加上三文鱼或其他深海鱼。

晚餐： 可以在菜品中加入香辛料，如用姜黄炒蔬菜，再搭配一份全谷物主食，如藜麦或糙米。

零食：改吃坚果、种子，或者来一杯加了生姜的温热饮品。

慢慢地，你会发现，这些食物不仅让你感觉身体轻松，更重要的是，它们正在悄悄地帮你“灭火”，调节体内的炎症，让你保持健康状态。

敲黑板：运动、睡眠有助于抗炎减糖

抗炎减糖的生活方式，不仅靠饮食，运动、充足的睡眠、压力管理等都扮演着重要角色。适量运动不仅能帮助你燃烧多余的糖分，控制体重，还能减少体内的炎症因子；保持规律的睡眠则能帮助你调节激素水平，避免暴饮暴食或糖分摄入过多。

第五节 抗炎饮食的常见误区

当你听到“抗炎饮食”时，脑海中可能浮现出各种健康食材的画面：五彩斑斓的蔬菜、鲜美的三文鱼、橄榄油……这些的确是抗炎饮食的核心组成部分。然而，随着抗炎饮食的流行，很多人在实践中也容易走入误区。误以为吃了一两样“抗炎食物”就能立刻摆脱慢性炎症，或者盲目跟风，误入“健康雷区”。

接下来，将揭示一些常见的抗炎饮食误区，帮助你避开这些“坑”，让你真正理解并科学地选择抗炎饮食，获得长久的健康益处。

误区一：只要吃抗炎食物，想怎么吃都行

很多人误以为，只要是抗炎食物，如牛油果、坚果、橄榄油等，就可以不限量地吃。你可能会想：“抗炎食物吃得越多越好。”

其实，即使再健康的食物，也需要控制摄入量。举个例子，牛油果和坚果虽然富含健康脂肪，但它们的能量也非常高。如果你每天吃大量的牛油果和坚果，摄入过多的能量反而可能引发体重增加，导致更多的炎症——体内脂肪细胞越多，它们分泌的炎症因子也越多。

正确做法：适量摄入抗炎食物，控制整体能量的摄入。每顿饭可以选择少量坚果作为零食，半颗牛油果搭配其他食材，而不是吃一整颗。

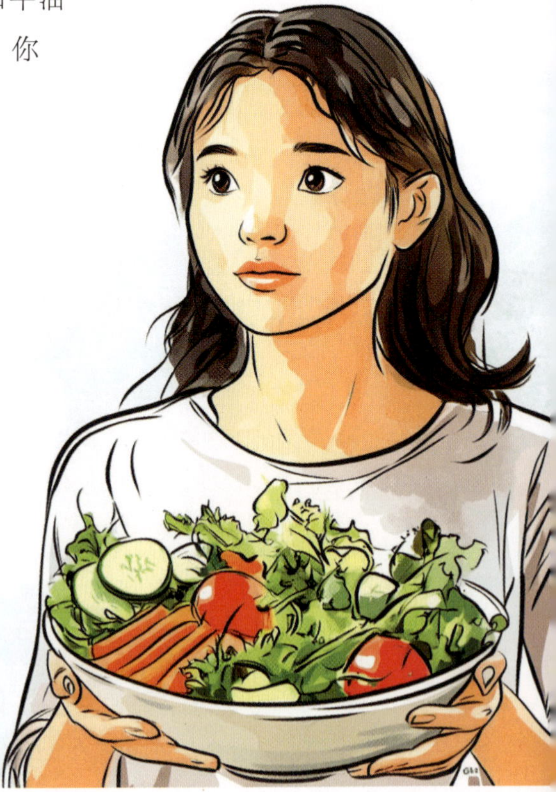

误区二：只关注“超级食物”，忽略整体饮食结构

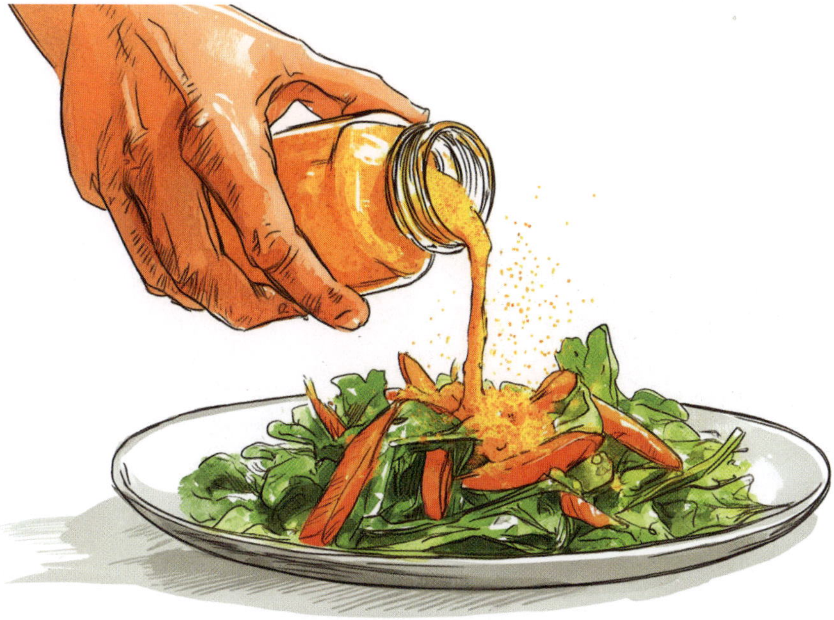

抗炎饮食中的某些“超级食物”常常被推上风口浪尖，如姜黄、蓝莓、三文鱼等。很多人以为，只要吃了这些食物就能大幅度降低炎症反应，便疯狂地往餐盘里加蓝莓、姜黄粉，却忽略了整个饮食结构的平衡。

抗炎饮食并不只是一两种“超级食物”的功劳。就好比一支足球队，光有一个超级球星还不够，必须每个球员都表现优秀且互相合作才能赢球。同样，抗炎饮食强调的是整体的饮食结构——多种健康食物的组合搭配，而不是单靠某几样食物来撑起健康的大旗。

正确做法：平衡饮食，确保多种抗炎食物的合理搭配。均衡摄入蔬菜、全谷物、富含健康脂肪和优质蛋白的食物，避免过度依赖某几种“超级食物”。

误区三：抗炎饮食只是一种短期的饮食模式

有些人认为抗炎饮食是短期的“疗法”，就像生病时吃药一样，病好了就不吃了。其实，抗炎饮食并不是一个短期的饮食计划，而是一种长期的生活方式。

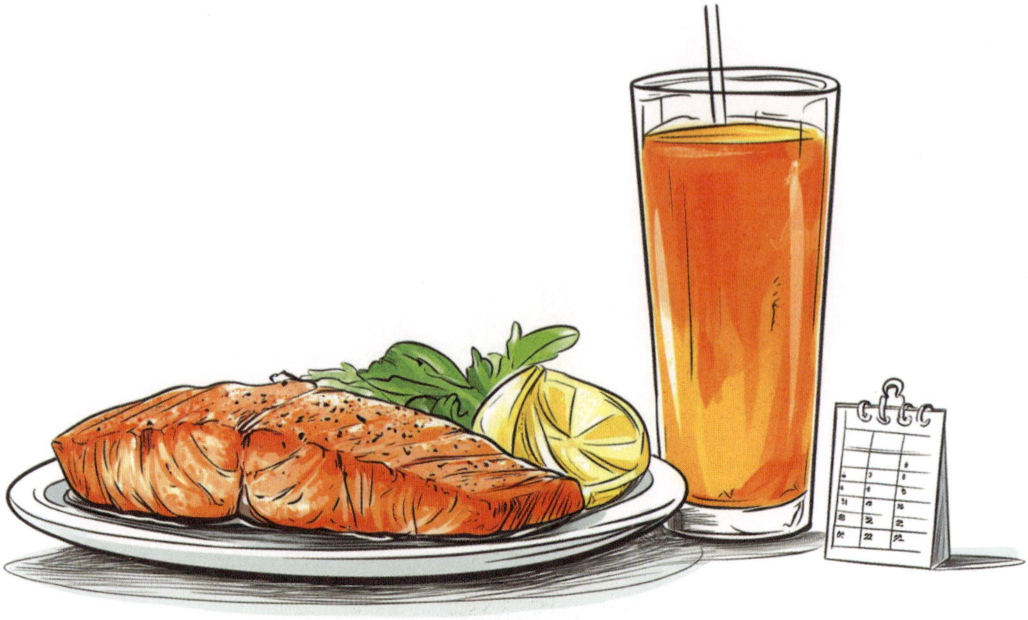

慢性炎症往往是由于长期不良饮食和错误的生活习惯累积而成，所以仅执行几天抗炎饮食并不会立刻扭转局面。你可以把抗炎饮食想象成身体的“维修工”，它需要持续不断地帮助修复那些受损的细胞、降低体内的炎症反应。突然中断抗炎饮食，就像让维修工在修理进行到一半时离开，身体的健康恢复过程自然也会因此半途而废。

正确做法：将抗炎饮食融入日常生活，作为长期的健康策略，而不是短期的“快修方案”。

误区四：只要是素食就是抗炎饮食

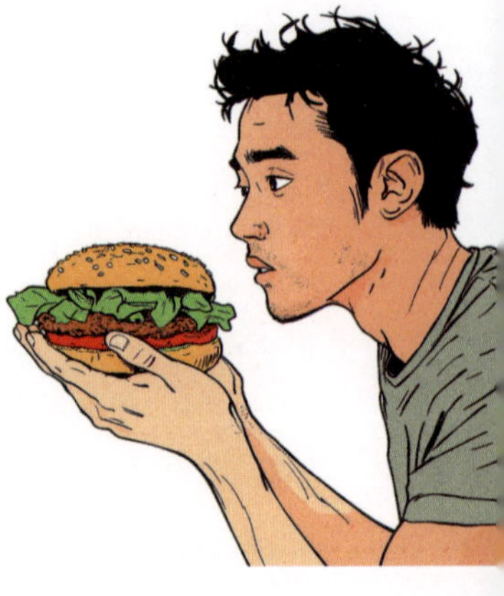

有些人认为，素食等同于抗炎饮食，觉得只要少吃肉，多吃素，炎症自然就会减少。虽然多吃蔬菜确实有益于抗炎，但这不代表所有素食都是抗炎饮食。

事实上，许多加工素食，比如某些素食汉堡、素食零食等，由于经过深加工，含有大量的精制碳水化合物和不健康的脂肪。这类食物不仅不能减少炎症，还可能增加体内的炎症反应。而且，有些素食者可能会忽略健康脂肪和优质蛋白的摄入，导致饮食结构失衡。

正确做法：在选择素食时，尽量选择天然、未加工的完整食物，如豆类、坚果、蔬菜等，同时注意补充健康脂肪和蛋白质。这里的“完整”指的是食物本身的样子，而不是深加工后的食物。

误区五：把所有脂肪当作“敌人”

说到炎症，很多人认为脂肪不好，会想尽办法减少脂肪的摄入。但实际上，并不是所有脂肪都会促使炎症产生。很多健康脂肪，如ω-3脂肪酸和单不饱和脂肪酸，实际上对身体有强大的抗炎作用。

深海鱼类、橄榄油、牛油果等食物中富含的脂肪不仅不会增加炎症反应，还能有效帮助调节体内炎症反应。而一些反式脂肪、过量的饱和脂肪确实会促进炎症，如加工食品中的氢化油、炸薯条和甜点中的反式脂肪，这些才是我们需要警惕的“坏脂肪”。

正确做法：选择健康脂肪。橄榄油、坚果、牛油果等中的脂肪都是抗炎的好帮手，避免食用快餐和加工食品中的反式脂肪。

总之，抗炎饮食不仅是一种简单的食物选择，更是一种全面的健康生活方式。避免陷入常见误区，合理平衡地摄入抗炎食物，能够使你的身体如同装备了“灭火器”，在关键时刻有效调节炎症，让你更轻松、健康地生活。

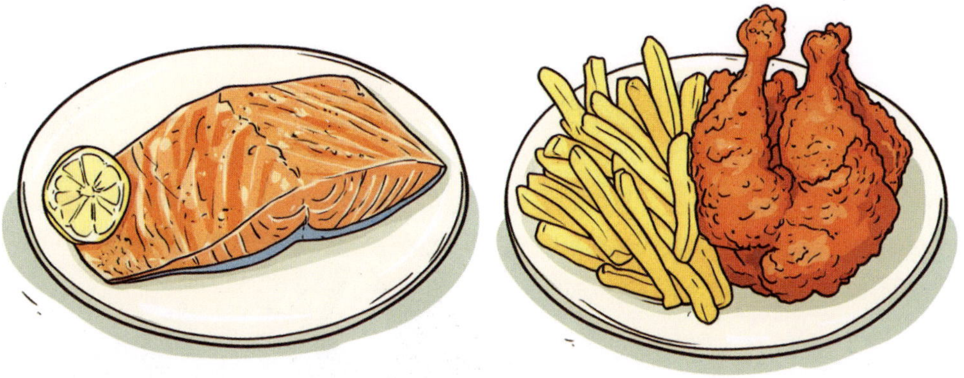

第六节 抗炎减糖饮食适合每个人吗

抗炎减糖饮食被认为是一种有助于健康的饮食方式，它通过减少糖分摄入和改善饮食结构来降低炎症水平、稳定血糖和优化代谢功能。然而，这种饮食并非适合所有人。不同的身体状况、健康需求和生活习惯决定了饮食的实际效果。因此，了解抗炎减糖饮食的适宜人群以及需谨慎对待的特殊人群，是科学实施抗炎减糖饮食的关键。

适宜抗炎减糖饮食的人群

1. 心血管疾病和糖尿病患者

抗炎减糖饮食对控制血糖、降低胰岛素抵抗和减少心血管风险尤为显著。一项发表在《柳叶刀·糖尿病与内分泌学》（*The Lancet Diabetes & Endocrinology*）上的研究指出，高糖饮食会显著增加体内炎症因子水平，包括IL-6和C-反应蛋白，而这些炎症因子与心血管疾病及胰岛素抵抗直接相关。

通过选择低GI食物（如全谷物、深色蔬菜、深海鱼、坚果），慢性病患者可以避免血糖剧烈波动，从而减轻胰岛素负担，降低体内慢性炎症的发生率。

饮食建议

每餐搭配富含膳食纤维的食物（如糙米和蔬菜）以降低餐后血糖波动。

用牛油果、坚果等富含健康脂肪的食物替代精制碳水类食物以稳定血糖水平。

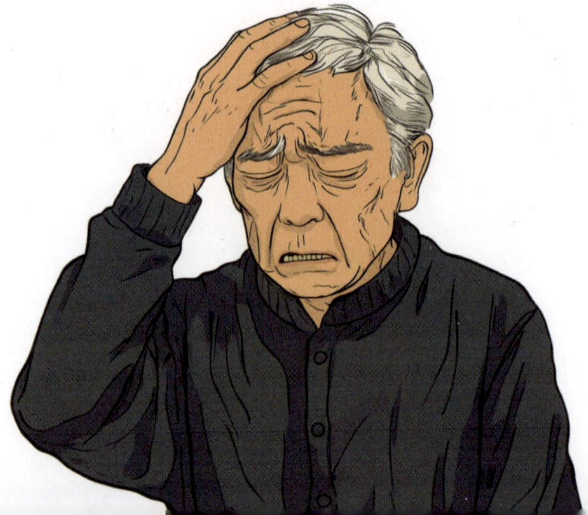

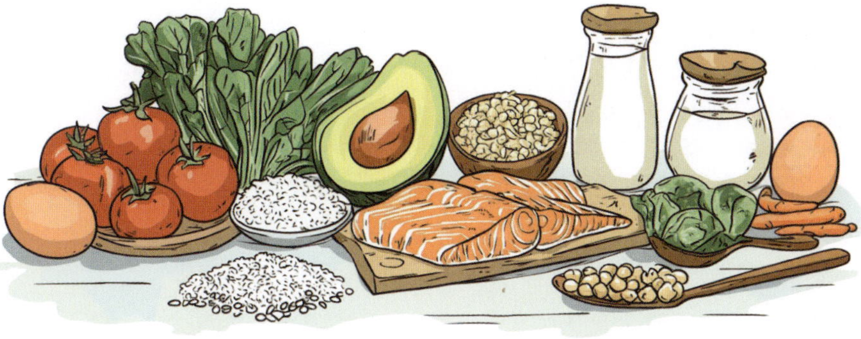

2. 体重管理者与肥胖人群

肥胖与慢性炎症之间存在密切联系，脂肪组织中炎症因子（如TNF-α）的分泌会随着体重增加而升高。抗炎减糖饮食通过减少精制糖和高糖食物的摄入，有助于抑制脂肪储存、提高代谢率，并改善慢性炎症状况。

一项发表于《美国临床营养学杂志》（*The American Journal of Clinical Nutrition*）的研究表明，减少精制碳水化合物的摄入，可在6个月内显著降低身体质量指数（BMI），同时改善体内炎症标志物水平。

饮食建议

选择低糖、高膳食纤维的食物（如藜麦、燕麦）增加饱腹感，减少能量摄入。

控制糖分和高脂加工食品的摄入，辅以规律运动，促进脂肪分解。

3. 慢性炎症与自身免疫性疾病患者

关节炎、慢性疲劳综合征以及红斑狼疮等自身免疫性疾病通常伴随着慢性炎症。抗炎减糖饮食通过摄入富含抗氧化剂、健康脂肪和抗炎成分的食物，有助于减轻炎症反应，改善免疫系统功能。

一项发表于《英国营养学杂志》（*British Journal of Nutrition*）的研究表明，长期摄入富含ω-3脂肪酸的食物（如三文鱼和亚麻籽油）可显著降低炎症因子水平，同时缓解关节炎和疲劳等症状。

饮食建议

每周食用2~3次深海鱼，搭配富含多酚类化合物的食物（如蓝莓和绿茶）。

用橄榄油代替植物精炼油，避免反式脂肪的摄入。

4. 生活压力大、容易疲劳的人群

高压力状态会刺激体内炎症因子水平上升，同时引发血糖波动和疲劳感。全谷物、坚果、绿叶蔬菜等食物能持续释放能量，并且富含镁及B族维生素，有助于稳定情绪和调节血糖。

饮食建议

将高糖零食替换为原味坚果、低糖水果等天然食物。

每天确保一份富含膳食纤维的全谷物早餐，如燕麦搭配酸奶。

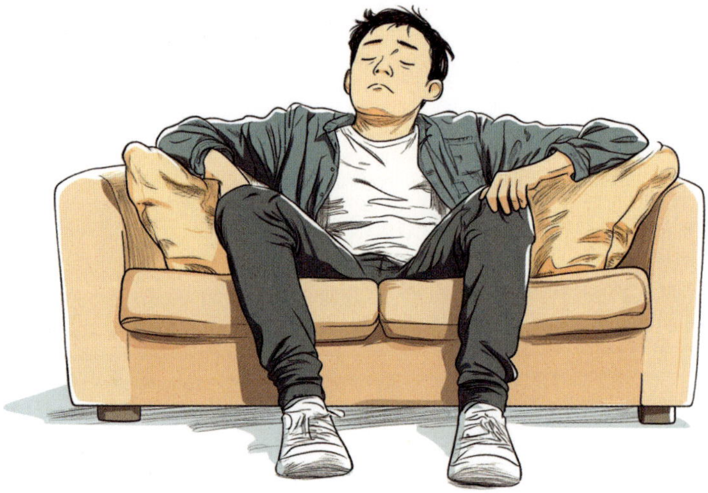

需要谨慎对待的特殊人群

1. 儿童与青少年

正在成长的儿童和青少年需要充足的能量和营养。过度严格的减糖饮食可能导致其摄入能量不足，影响正常发育。虽然不能过度严格减糖，但是限制含糖饮料和甜食仍然是有利于儿童和青少年健康的重要手段。

饮食建议

用新鲜水果代替高糖甜点，以减少添加糖摄入。

确保碳水化合物的来源，以全谷物为主，同时搭配优质蛋白。

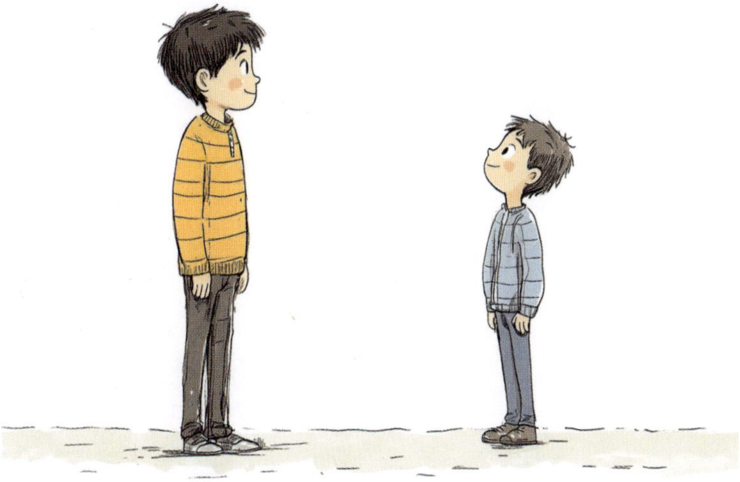

2. 孕妇和哺乳期女性

孕妇和哺乳期女性对能量和营养的需求更高，过度限制糖分可能影响胎儿或婴儿的正常发育。但是对于孕期女性，控制精制糖的摄入有助于避免妊娠糖尿病的风险；对于哺乳期女性，适当控制精制糖的摄入有助于避免产后肥胖。

饮食建议

每餐搭配低GI食物，如黑麦、玉米等稳定血糖的碳水化合物。

避免过量摄入高糖零食，可以替代选择富含营养的零食，如无糖酸奶和低糖水果。

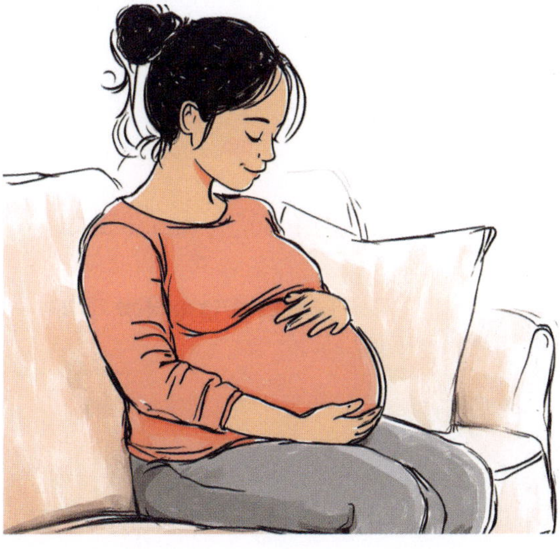

3. 低血糖患者

低血糖患者在实践减糖饮食时需格外谨慎。突然大量减少糖分摄入可能会导致低血糖，引发头晕、乏力等症状。

饮食建议

逐步过渡到低GI食物。

随身携带低糖水果（如苹果、樱桃）以备不时之需。

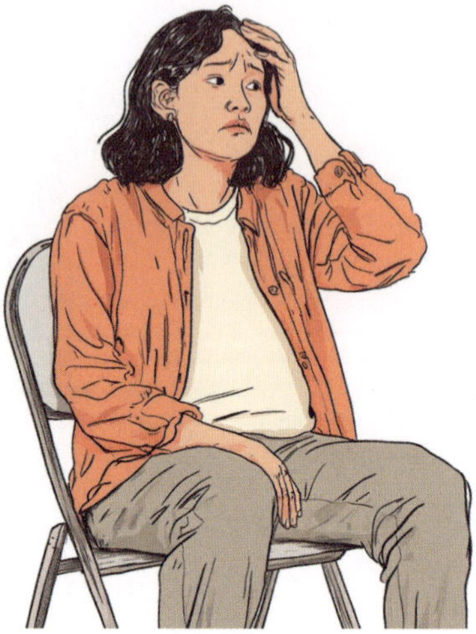

4. 特殊疾病患者（如肾病或消化系统疾病患者）

某些特殊疾病患者在饮食上需要更精细的管理。例如，肾病患者需要限制高磷、高钾的食物，而坚果、某些全谷物等抗炎食材的磷和钾含量较高，不适合肾病患者大量食用。

对于消化系统疾病患者，如胃肠炎或胃溃疡等，某些抗炎食材可能刺激胃肠道，导致胃部不适。辛辣食物或膳食纤维含量高的食物，可能引起腹痛和胀气，增加肠胃负担。

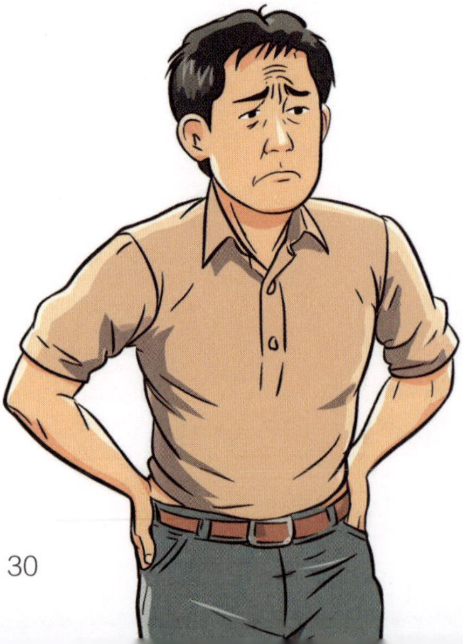

饮食建议

对于肾病患者，应根据医生或营养师的建议调整饮食，避免高磷、高钾食物。

对于消化道系统疾病患者，应逐步增加膳食纤维摄入，同时确保摄入充足水分，帮助消化系统适应，避免可能引起胃部不适的食物。

其实抗炎减糖饮食对大多数人来说是一种有效的健康策略，尤其适合糖尿病、心血管疾病、慢性炎症患者以及需要体重管理的人群。然而，它并非适合所有人，每个人的身体状况和需求都不同。

在实践过程中，应根据个体差异调整饮食，必要时咨询专业医生或营养师的建议。记住，科学的健康饮食不是一成不变的，而是动态调整和个性化定制的结果。

敲黑板：保持均衡的饮食营养

请记住，没有一种饮食方案适用于所有人。在尝试抗炎减糖饮食时，要根据自己的身体情况、健康目标和生活方式进行调整。通过逐步改变饮食习惯、保持均衡的营养摄入，你将找到最适合自己的健康之路，让抗炎减糖饮食真正发挥其健康益处。

第七节 如何克服饮食改变带来的挑战

改变饮食习惯就像登山，起初看似艰难，但一旦开始，就会逐渐适应并收获健康。饮食改变不仅涉及食材和烹饪方式的调整，更需克服心理障碍。下面给大家一些实用的小建议，希望能帮助你轻松迎接饮食改变带来的挑战，并长期坚持下去。

1. 从微小处改变开始，逐步适应

很多人在开始时充满激情，试图一次性大幅调整，但这种方式通常难以持久。相反，逐步改变更为轻松且易坚持，比如每周少喝一次含糖饮料，或用全谷物替代部分精制碳水化合物，让身体逐步适应。

2. 允许自己偶尔“放纵”

不要因偶尔吃了甜点而觉得挫败，健康饮食追求的是平衡而非完美。适度“放纵”能缓解压力，有助于你更轻松地长期坚持健康的饮食习惯。

3. 让健康食物更美味

健康食物不等于无味。可以利用香草、柠檬、橄榄油、醋等调味品提升食物的风味。找到喜欢的健康做法，让烹饪变成愉快的体验。

4. 设立小目标和奖励机制

将调整饮食当作一个“小游戏”，设立容易实现的目标，并给予自己适当的奖励，例如坚持1周不喝含糖饮料后，奖励自己一次喜欢的活动或一件小礼物。这样可以增强成就感，减少压力。

5. 寻找支持伙伴

找到志同道合的伙伴一起改变，互相鼓励，共同进步。分享食谱和体验，会让健康饮食的改善过程变得更有趣，也更容易坚持。

6. 减少环境中的诱惑

家庭和工作环境中的各种不健康零食可能成为阻碍实现健康饮食的“陷阱”。用牛奶、坚果、海苔等健康零食替代“零食炸弹”，或在冰箱里准备好健康餐，这样可以减少“诱惑”，让你在饥饿时更容易选择健康食物。

7. 关注身体变化，倾听反馈

在饮食调整过程中，观察身体的积极变化，如精力变得充沛或皮肤得到改善，将其视为“健康积分”，让这些积极反馈成为改变的动力。

8. 给自己时间，耐心前行

饮食改变是一个循序渐进的过程，和养成其他习惯一样，需要时间和耐心。逐步调整，慢慢养成健康习惯，最终会收获持久的健康益处。

虽然改变饮食具有一定的挑战性，但它并没有想象中那般艰难。通过设立小目标、逐步调整、营造有利的环境并倾听身体的反馈，你会发现健康饮食已经成为生活中自然而然的选择。

CHAPTER 2

第二章

五大类超级抗炎食物

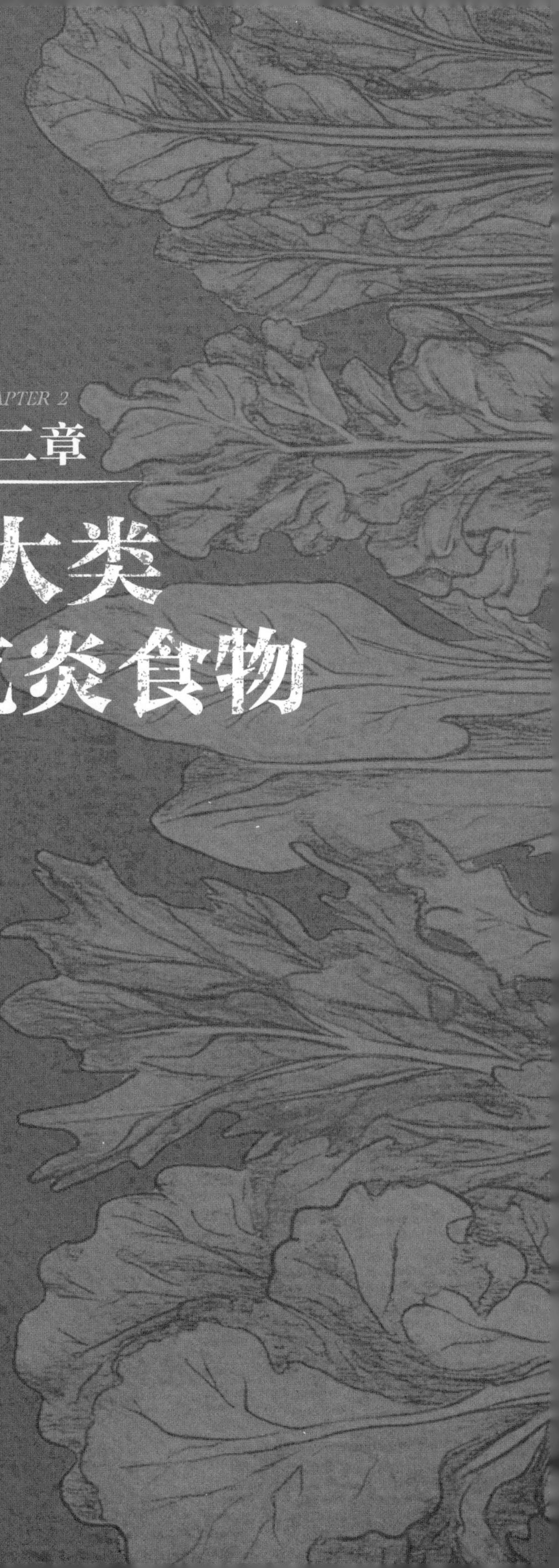

抗炎成分或食物	功效	主要来源与食用方式
ω-3脂肪酸	抗炎的天然“调节阀”	三文鱼、沙丁鱼、鲭鱼（烤、煎）；亚麻籽、奇亚籽（撒在酸奶、沙拉上）；核桃（作为零食）
绿叶蔬菜	炎症的“降温剂”，富含抗氧化剂	菠菜、羽衣甘蓝（生吃或轻炒）
莓类	炎症的“降温剂”，富含花青素	蓝莓、草莓、覆盆子（加入燕麦、酸奶中）
橄榄油	抗炎饮食的“黄金液体”，富含单不饱和脂肪酸	用于烹饪、沙拉调味
姜黄	天然抗炎药草，富含姜黄素	加入咖喱、炒菜等料理中
生姜	天然抗炎药草，促进血液循环	切片泡茶、加入菜肴中
杏仁	抗炎“补剂”，富含维生素E和ω-3脂肪酸	作为健康零食，或加入沙拉或酸奶中
核桃	抗炎“补剂”，富含ω-3脂肪酸	作为健康零食，或加入沙拉或酸奶中
南瓜子	抗炎“补剂”，富含镁和膳食纤维	撒在麦片、沙拉上或作为零食食用
亚麻籽	抗炎“补剂”，富含ω-3脂肪酸和膳食纤维	加入酸奶、沙拉或燕麦片中
糙米	富含膳食纤维和抗氧化剂，帮助消化和抗炎	制作全谷物米饭、糙米粥或打成米糊
燕麦	富含可溶性膳食纤维，降低炎症标志物	制作燕麦粥、燕麦饭
藜麦	高蛋白质，含有抗氧化剂	制作藜麦沙拉、藜麦饭
小麦	全谷物，富含膳食纤维和维生素E	全麦面包、全麦意大利面
黑米	富含抗氧化剂和膳食纤维，促进心血管健康	制作黑米饭、黑米粥或打成黑米糊
牛油果	富含单不饱和脂肪酸和抗氧化剂	加入沙拉、吐司中
发酵食品	肠道健康“调节器”，富含益生菌	酸奶、泡菜、纳豆、味噌

第一节 全谷物：身体保持平衡的基石

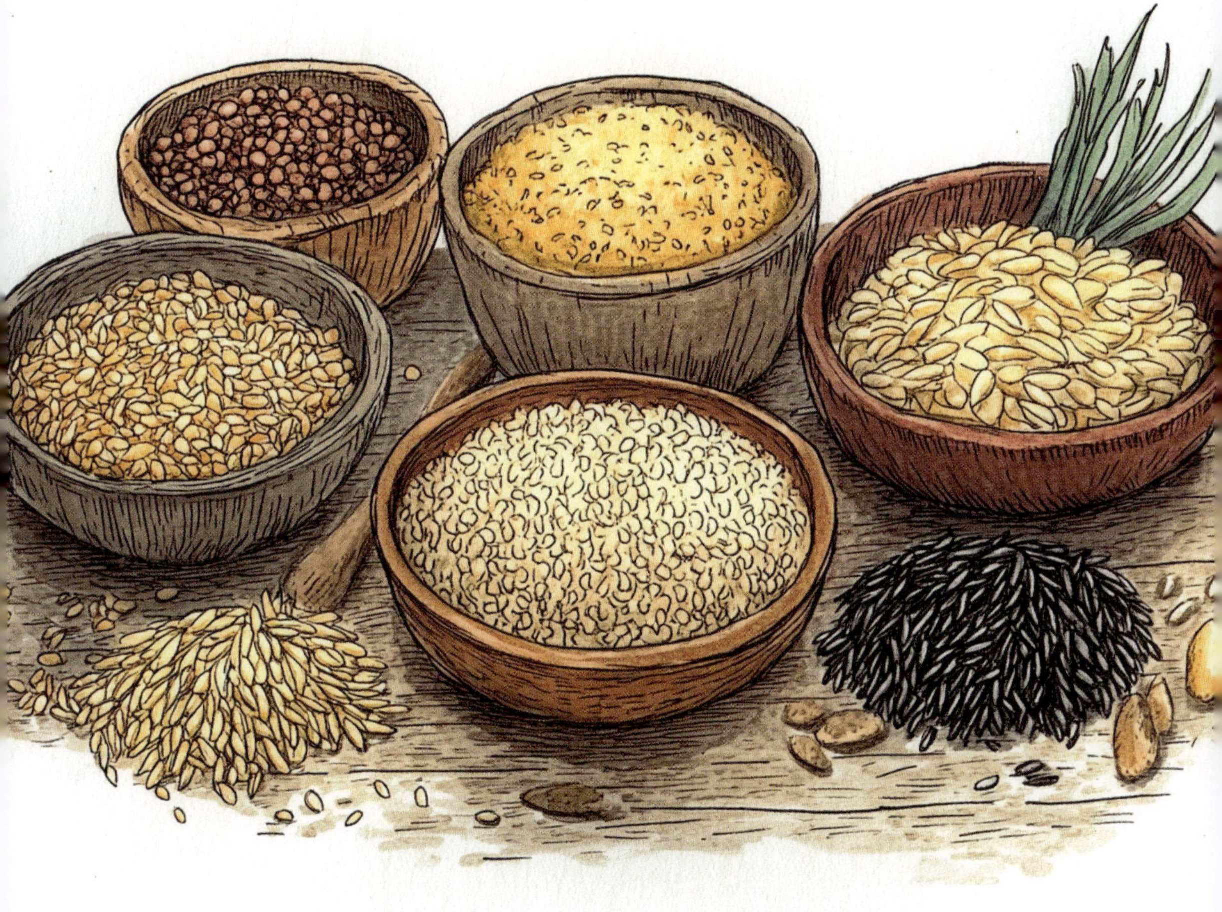

全谷物是抗炎饮食的重要组成部分，它们未经深加工，保留了谷皮、胚乳和胚芽，如糙米、燕麦、藜麦、小麦、黑米等。相比精制谷物，全谷物富含膳食纤维、维生素、矿物质和抗氧化剂，具有更强的抗炎效果，有助于身体调节炎症反应，维护整体健康。

全谷物的营养构成及其对抗炎症的影响

膳食纤维：促进肠道健康，降低炎症

全谷物中的膳食纤维在肠道内发酵生成短链脂肪酸（如丁酸），丁酸具有抗炎作用，能够抑制炎症因子如TNF-α和IL-6的生成，同时维护肠道屏障的完整性。一项发表在《英国医学杂志》（*The British Medical Journal*）的研究表明，每天增加摄入10克膳食纤维，冠心病和脑卒中的风险分别下降9%和10%。

此外，膳食纤维还能降低低密度脂蛋白胆固醇（LDL-C）水平，减少心血管疾病的风险。研究显示，膳食纤维对调节肠道菌群有积极作用，肠道菌群平衡可进一步减轻体内的慢性炎症。

抗氧化剂：清除自由基，防止炎症加剧

全谷物含有丰富的抗氧化剂，如酚类化合物、植物固醇和维生素E，能够中和体内的自由基，防止细胞氧化损伤。氧化应激是慢性炎症的重要驱动因素，自由基的过量累积会激活炎症反应。一项发表于《美国临床营养学杂志》（*The American Journal of Clinical Nutrition*）的研究表明，长期摄入全谷物的人群，其氧化应激标志物显著降低，慢性病的风险也随之减少。

维生素和矿物质：调节免疫系统，缓解炎症反应

全谷物中的镁、硒、维生素E和B族维生素是抗炎作用的关键营养素。

镁：调节免疫系统，减少炎症因子如CRP的生成。有研究显示，膳食中镁的摄入不足与慢性炎症和代谢综合征风险的增加显著相关。

硒：增强免疫功能，保护细胞免受氧化应激和炎症损伤。

维生素E：作为一种强效抗氧化剂，抑制自由基生成并减少炎症反应。

B族维生素：支持免疫系统正常运作，控制炎症因子产生，并参与抗氧化和抗炎过程。

全谷物对慢性病的预防作用

心血管疾病

慢性低度炎症是心血管疾病的重要诱因。全谷物通过降低LDL-C水平、改善

血管功能和减少炎症反应，可降低心脏病和脑卒中的发生率。美国心脏协会发表的一项研究显示，每天摄入至少3份全谷物的人群，患心血管疾病的风险降低了22%。

2型糖尿病

全谷物有助于改善胰岛素敏感性，减少胰岛素抵抗，并通过所含的膳食纤维减缓血糖吸收速度，避免餐后血糖快速上升。一项发表于《营养学综述》（*Nutrition Reviews*）的研究指出，长期摄入全谷物可使2型糖尿病的发病率降低21%。

癌症

慢性炎症与多种癌症的发展密切相关，尤其是结直肠癌。全谷物通过提供膳食纤维和抗氧化剂，改善肠道菌群健康，从而降低癌症风险。膳食纤维可促进肠道蠕动，减少有害物质与肠壁的接触时间，抗氧化剂可中和潜在的致癌物。科学家对多项研究进行荟萃分析，揭示了全谷物摄入与结直肠癌发病风险之间的关系。这项研究由世界癌症研究基金会（World Cancer Research Fund）与美国癌症研究所（American Institute for Cancer Research）的研究团队联合完成，综合了全球多个国家和地区的参与者数据，总样本量超过几十万人。研究结果显示，每日摄入全谷物（如糙米、燕麦等），可使结直肠癌的风险降低17%。

Tips：尝试替代带来的小改变

早餐选择燕麦粥或藜麦粥：为一天提供足够的膳食纤维和抗氧化剂。

用糙米代替白米：选择糙米或黑米代替大米，有助于稳定血糖，减少炎症。

在烘焙中使用全麦面粉：用全麦面粉替代精制面粉，增加膳食纤维的摄入。

第二节 健康脂肪的秘密：牛油果、橄榄油与坚果的赋能

在健康饮食讨论中，脂肪往往被误解为健康的“敌人”，许多人“谈脂色变”，认为摄入脂肪必然会导致肥胖和心脏病。然而，脂肪并不是一成不变的“坏家伙”，它实际上是我们身体所需的三大营养素之一，也是维持正常生理功能不可或缺的重要组成部分。可以说，健康脂肪是维持健康的强大助力。这节我们重点说说富含健康脂肪的食物是如何改善身体健康，助力抗炎的。

为什么脂肪是身体必需的

脂肪是我们身体正常运行的关键。它不仅是重要的能量来源，还能促进脂溶性维生素的吸收，维持细胞膜的完整性，调节炎症反应，甚至影响大脑功能。尽管有些脂肪（如反式脂肪酸和过量的饱和脂肪酸）对健康有害，增加心脏病和代谢疾病的风险，但健康脂肪，特别是不饱和脂肪酸，对身体具有保护作用。不饱和脂肪酸分为单不饱和脂肪酸和多不饱和脂肪酸，它们的功效和主要来源也有所不同。

不饱和脂肪酸类型	功效	主要来源
单不饱和脂肪酸（MUFA）	- 降低低密度脂蛋白胆固醇（LDL-C，即“坏”胆固醇）水平 - 保持或提高高密度脂蛋白胆固醇（HDL-C，即“好”胆固醇）水平 - 减少心血管疾病的风险	牛油果、橄榄油、杏仁、核桃等
多不饱和脂肪酸（PUFA）	- 调节炎症反应 - 降低全身炎症水平 - 改善心脏健康和大脑功能 - 预防慢性病（如关节炎、心血管疾病和某些癌症）	亚麻籽、奇亚籽、核桃、南瓜子等

延展阅读——脂肪的科学解读

长期以来，脂肪被视为肥胖和心脏病的主要原因。然而，近年来的研究表明，健康脂肪不仅无害，反而对心血管、大脑、皮肤健康至关重要。

脂肪与体重管理：尽管每克脂肪含有 9 千卡能量，比碳水化合物和蛋白质高出一倍多，但适量摄入健康脂肪可以提供持久的饱腹感，降低对高能量和高糖食物的欲望，有助于控制体重。

脂肪与心脏健康：健康脂肪有助于降低“坏”胆固醇，减少脂肪堆积，从而降低动脉粥样硬化和心脏病发作的风险。相比之下，精制糖和加工食品的过量摄入才是导致心血管问题的主要原因。

脂肪与大脑功能：脂肪，尤其是 ω-3 脂肪酸，是大脑组织的重要组成部分，有助于维持认知功能和记忆力，减少认知障碍的风险，保障大脑功能的完整性。

健康脂肪的三大来源

牛油果：植物界的“黄油”

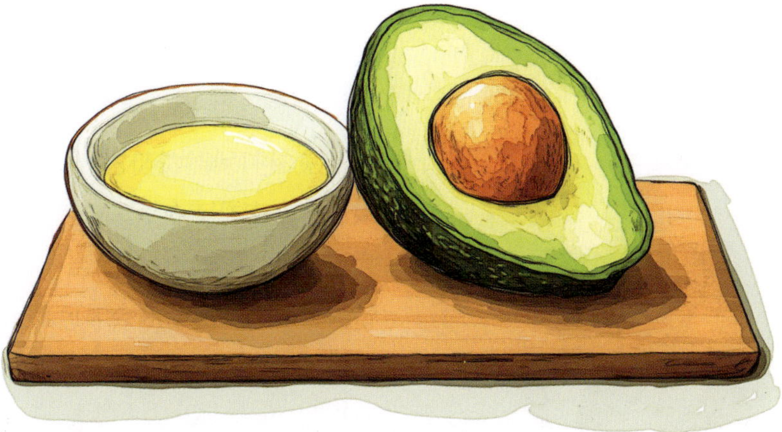

牛油果因其丰富的单不饱和脂肪酸（油酸）而备受欢迎，具有抗炎和心脏保护的作用。它不仅可以降低“坏”胆固醇（LDL-C）的水平，还可以提升“好”胆固醇（HDL-C）的水平，有助于维护心血管健康。此外，牛油果还富含膳食纤维、维生素E、B族维生素和钾，这些成分有助于增强免疫力和促进肠道健康。

饮食建议

将牛油果抹在全麦面包上，或加入沙拉、奶昔和汤中，增加健康脂肪的摄入。

橄榄油：地中海饮食的“灵魂”

橄榄油是地中海饮食的核心，以其抗炎和抗氧化特性著称。橄榄油富含单不饱和脂肪酸和多酚类物质，有助于减少炎症、降低高血压和脑卒中风险。长期食用橄榄油，能增加多种健康益处。

饮食建议

使用初榨橄榄油拌入沙拉、浇在烤蔬菜上，或作为蘸料。建议每天摄入10克（约1勺）以获得健康效益。

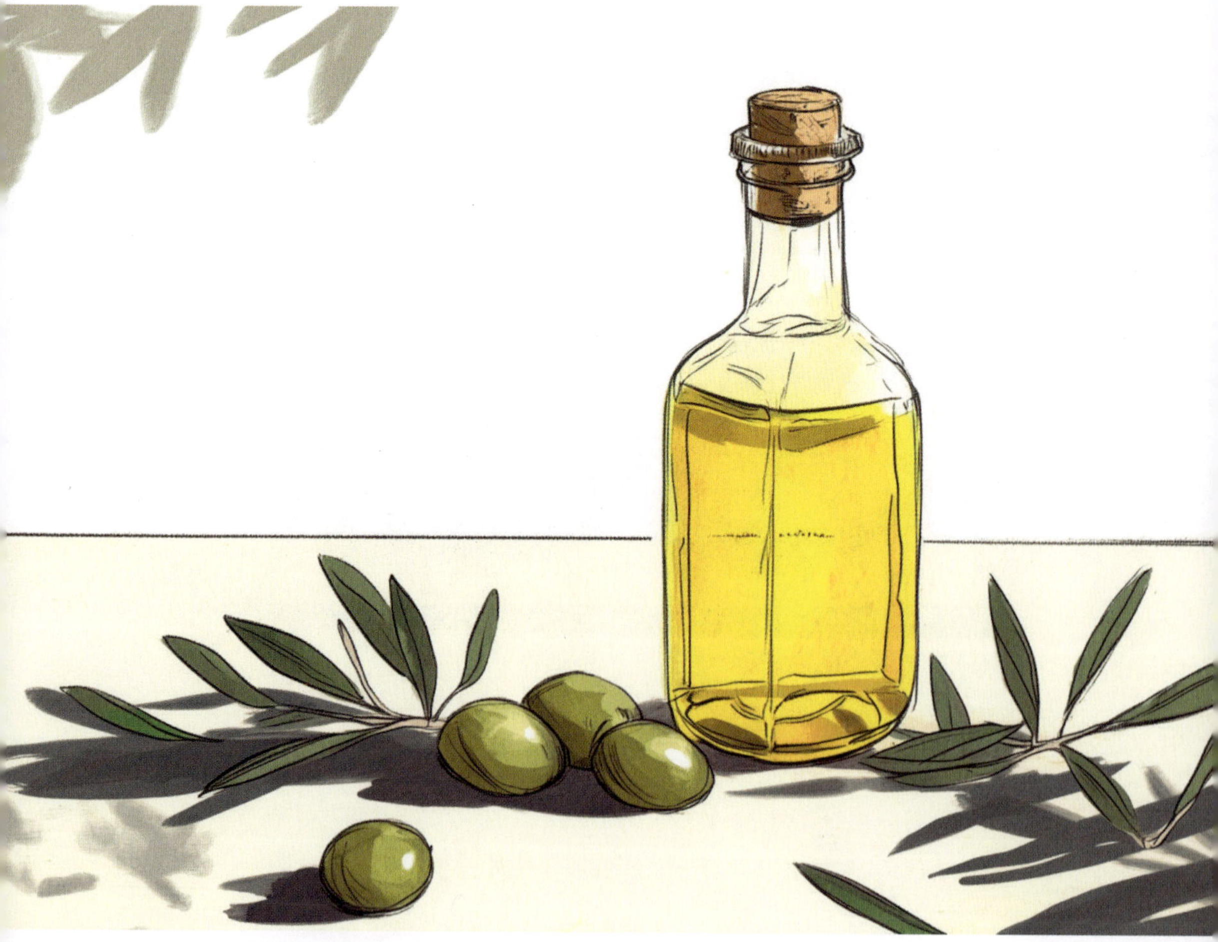

坚果：小小的营养宝库

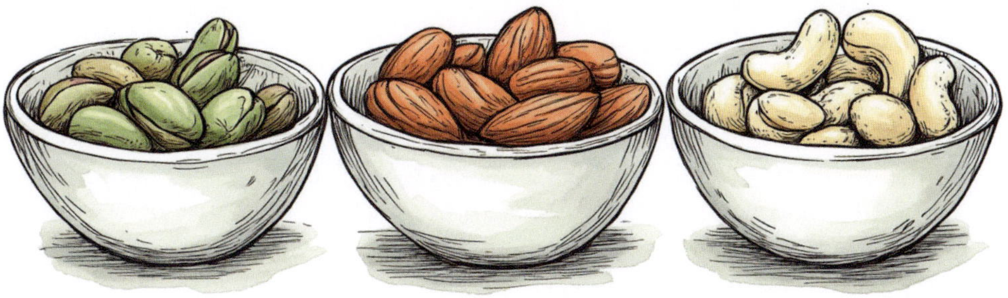

坚果是多不饱和脂肪酸（尤其是ω-3脂肪酸）的丰富来源，能调节炎症、保护心脏和大脑健康。它们还含有膳食纤维、蛋白质、维生素E和镁等营养成分，有助于维持血糖稳定并减少胰岛素抵抗。

饮食建议

将坚果作为健康零食，或添加到麦片、酸奶和沙拉中，提升营养价值。每天食用坚果的量大约为10克，选择原味坚果。

总之，健康脂肪不应被视为“敌人”，而应作为维持身体平衡、保护心血管健康的重要伙伴。适量摄入健康脂肪，不仅可以抗炎，还能改善大脑功能、提高免疫力、维持体重。

第三节 深色绿叶蔬菜：天然抗炎战士

深色绿叶蔬菜，如菠菜、羽衣甘蓝等，是抗炎饮食中的重要组成部分。它们富含多种抗氧化剂、维生素和膳食纤维，不仅能有效抵抗自由基、减轻炎症，还在慢性病的预防中扮演着重要角色。科学研究表明，常吃深色绿叶蔬菜对心脏健康、血糖稳定和癌症预防都有积极作用。

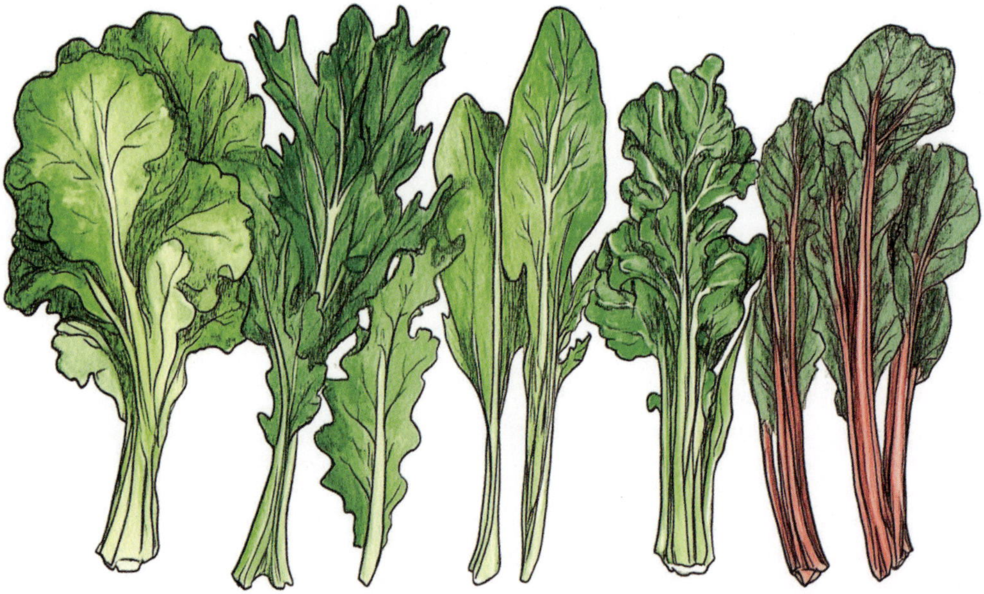

深色绿叶蔬菜的抗炎成分

抗氧化剂：抵抗自由基，减轻炎症

深色绿叶蔬菜是抗氧化剂的“富矿”，含有维生素C、类胡萝卜素（叶黄素、玉米黄质）和多酚类物质。这些抗氧化剂能中和体内多余的自由基，避免它们对细胞造成损害，从而抑制炎症反应。

一项发表于《美国临床营养学杂志》（*The American Journal of Clinical Nutrition*）的研究表明，每天增加至少1.5份富含抗氧化剂的蔬菜摄入，可以将炎症标志物（如C-反应蛋白）降低20%。此外，叶黄素和玉米黄质对眼部健康的保护尤为显著，经常摄入这两种类胡萝卜素的人群，眼部炎症的风险显著降低。

维生素K：调节炎症反应

维生素K不仅在血液凝固和维持骨骼健康中起作用，还能通过调节炎症因子和抑制炎症标志物（如C-反应蛋白）来减少炎症反应。

一项发表于《营养学杂志》（*The Journal of Nutrition*）的研究指出，维生素K的摄入量越高，体内炎症标志物的水平越低，经常食用富含维生素K的蔬菜（如羽衣甘蓝和菠菜）与慢性炎症的显著下降密切相关。

膳食纤维：促进肠道健康，抑制炎症

深色绿叶蔬菜富含膳食纤维，尤其是不可溶性膳食纤维，有助于促进肠道蠕动，减少便秘。膳食纤维在肠道内发酵产生短链脂肪酸（如丁酸），能直接抑制肠道炎症，还可以降低肠道菌群失衡导致的全身性炎症。

一项发表于《柳叶刀·公共健康》（*The Lancet Public Health*）的研究显示，膳食纤维摄入量高的人群，其全身炎症水平显著低于膳食纤维摄入不足的人群。

维生素C：增强免疫功能，减轻炎症反应

维生素C广泛存在于深色绿叶蔬菜（如菠菜和羽衣甘蓝）中。作为一种强效抗氧化剂，维生素C能够中和自由基，修复细胞损伤，并促进胶原蛋白的合成，帮助组织修复。

除此之外，维生素C还对免疫系统有支持作用，这使它成为增强免疫力、减轻炎症的重要营养成分。

一项大规模的流行病学研究发现，摄入较高水平的维生素C与体内炎症标志物（如C-反应蛋白）水平显著降低密切相关。该研究特别指出，在心血管疾病和代谢综合征高风险人群中，摄入足量的维生素C者，其炎症反应较低，患病风险也有所降低。

深色绿叶蔬菜在预防慢性病中的作用

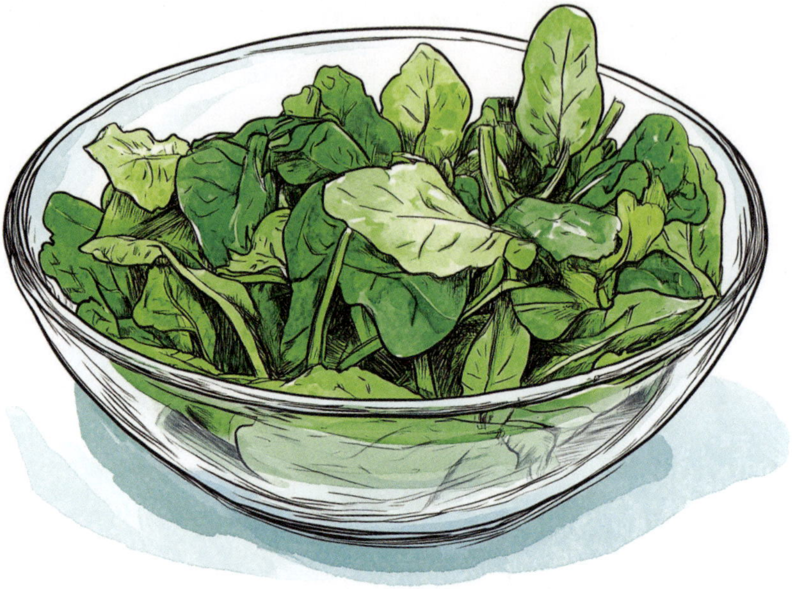

许多慢性病如心脏病、2型糖尿病和某些癌症都与慢性炎症有关。深色绿叶蔬菜通过其抗炎特性，可有效预防这些疾病的发生和发展。

心血管疾病

心血管疾病的一个重要诱因是慢性低度炎症。深色绿叶蔬菜富含抗氧化剂、维生素K和镁，这些成分能减轻血管炎症，保护血管内壁，降低动脉硬化和心脏病的风险。

哈佛大学公共卫生学院的一项研究指出，经常食用深色绿叶蔬菜的人群，冠心病的发生风险相较于摄入量不足者会降低。

2型糖尿病

慢性炎症和胰岛素抵抗是2型糖尿病的重要诱因。深色绿叶蔬菜中富含的抗炎成分能够改善胰岛素敏感性，降低炎症标志物水平，从而帮助调节血糖。

一项发表于《英国医学杂志》(*The British Medical Journal*)的系统综述显示，每天增加一份深色绿叶蔬菜（大约是40克），有助于改善胰岛素敏感性、减少炎症、调节血糖水平，降低患2型糖尿病的风险。

癌症

慢性炎症与多种癌症的发展密切相关，尤其是结直肠癌和乳腺癌。深色绿叶蔬菜中丰富的抗氧化剂和膳食纤维，有助于减少自由基损伤、抑制癌细胞生长。

一项发表于《癌症流行病学》（*Cancer Epidemiology*）的研究表明，深色绿叶蔬菜的高摄入量与结直肠癌风险的降低显著相关，其中膳食纤维被认为是关键作用因素。

深色绿叶蔬菜	营养成分	健康益处
菠菜	维生素K、胡萝卜素、维生素C、钾、铁	调节免疫力，改善肠道健康，保护心血管系统，预防贫血和骨质疏松
羽衣甘蓝	维生素K、胡萝卜素、维生素C、多酚类物质	抗氧化、抗炎，预防心血管疾病、癌症和慢性炎症性疾病
苋菜	钙、铁、镁、维生素C、膳食纤维	促进骨骼健康，抗炎，清热解毒，调节体内炎症反应
甜菜	叶酸、膳食纤维、维生素C、铁、甜菜红素	有助于降低血压，改善运动表现，支持肝脏健康，抗炎，抗氧化
芥蓝	维生素C、维生素K、膳食纤维、抗氧化物质	改善消化，调节免疫力，抗炎，预防心脏病
小白菜	胡萝卜素、维生素C、钙、膳食纤维	促进骨骼健康，抗氧化，调节免疫力，抗炎
水芹	维生素C、维生素K、膳食纤维、抗氧化物质	促进消化，调节免疫力，抗炎，保护心血管系统
豆苗	维生素C、维生素K、叶酸、膳食纤维	改善消化，调节免疫力，抗炎，支持心血管健康
芥菜	维生素C、维生素K、膳食纤维、叶酸、抗氧化物质	促进肠道健康，调节免疫力，抗炎，预防慢性病
罗马生菜	胡萝卜素、维生素K、维生素C、膳食纤维	提供抗氧化剂，促进消化，调节免疫力，减轻炎症反应

第四节 莓类：抗氧化，激活自愈潜能

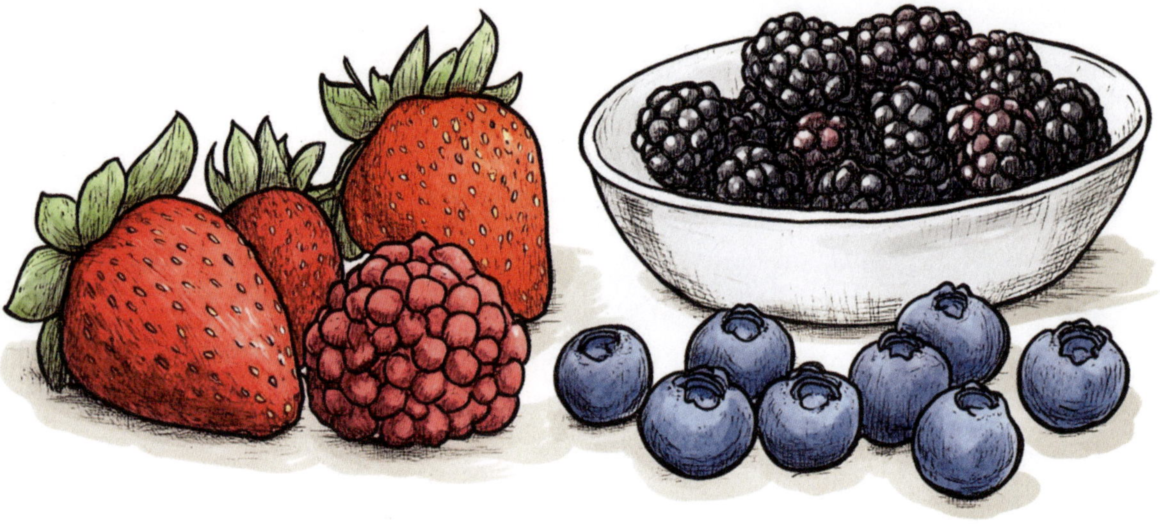

很多人爱吃蓝莓、草莓，不仅因为它们味道好，更因为它们是天然的“健康宝藏”。这些小小的莓类水果富含抗氧化剂，是身体抵御自由基、减少慢性炎症的重要帮手。长期吃莓类，不仅能激活自愈潜能，帮助延缓衰老，还对预防慢性病如心脏病、糖尿病和癌症大有益处。接下来，我们就看看莓类水果中的“明星成分”是如何帮助身体保持健康的。

莓类强大的抗氧化、抗炎“功臣”

抗氧化剂是帮助身体中和自由基、减少细胞损伤的关键物质。长期累积的自由基可能导致慢性炎症，从而加速衰老并诱发多种疾病。而莓类富含多种强效抗氧化剂，可保护细胞免受氧化损伤。

花青素：给莓类“上色”，也为健康护航

蓝莓、黑莓、草莓这些莓类的鲜艳颜色来自一种天然化合物——花青素。可别小看它，它除了赋予莓类颜色，还是极强的抗氧化剂，能够清除体内的自由基。过多的自由基会损伤细胞，导致慢性炎症甚至各种疾病。

一项发表于《美国临床营养学杂志》（*The American Journal of Clinical Nutrition*）的研究表明，富含花青素的饮食能显著降低患动脉粥样硬化的风险，尤其是中老年女性。研究还发现，每周吃3次蓝莓或草莓的人群，心血管疾病风险降低了32%。

多酚类物质：莓类的“抗炎高手”

莓类富含多酚类物质，特别是黄酮类化合物，这些物质不仅能保护细胞免受氧化损伤，还能减少炎症因子的生成，降低体内的慢性炎症水平。多酚类物质还可以通过调节免疫系统，帮助身体更好地对抗疾病。

一项发表于《分子营养与食品研究》（*Molecular Nutrition & Food Research*）的研究发现，多酚类物质能干扰炎症因子的合成，对于预防炎症相关疾病如糖尿病和结直肠癌有积极作用。

维生素C：增强免疫，修复组织

莓类中维生素C的含量也非常高。维生素C不仅能中和自由基，减少炎症，还能帮助免疫系统更有效地抵御病原体。比如，每100克草莓的维生素C含量可以达到47毫克，200克的新鲜草莓几乎可以满足成人维生素C的每日推荐摄入量。

一项研究指出，维生素C的高摄入量与炎症标志物水平降低相关，特别是在心血管疾病高风险人群中，维生素C还能帮助修复受损的组织，进一步减少炎症的恶化。

☑ 莓类对慢性病的预防作用

慢性炎症是许多疾病（如心脏病、糖尿病、癌症等）的关键致病因素。通过摄入富含抗氧化剂和抗炎物质的莓类水果，能够有效预防这些疾病的发生。

心血管疾病：保护心脏，减少动脉硬化

患心血管疾病的主要原因包括血管炎症和动脉硬化。莓类中的花青素和多酚类物质能通过抗氧化作用，保护血管内壁，改善血液循环，从而降低患心脏病和脑卒中的风险。

哈佛大学的一项研究跟踪了9.3万名女性20年的饮食习惯，发现经常食用蓝莓和草莓的女性，心脏病发作的风险比其他人群降低了34%。

2型糖尿病：改善胰岛素敏感性，稳定血糖

胰岛素抵抗是2型糖尿病的核心问题，而慢性炎症会加剧胰岛素敏感性的降低。莓类中的多酚类物质和膳食纤维可以帮助调节血糖水平，同时降低炎症，保护胰岛功能。

一项发表于《营养学杂志》（*The Journal of Nutrition*）的研究显示，每天摄入莓类（如蓝莓或黑莓）的人群，其胰岛素敏感性显著提高，餐后血糖水平也更加平稳。

癌症：减少DNA损伤，抑制癌细胞生长

慢性炎症是癌症的重要诱因之一，而自由基会进一步加剧DNA损伤，增加癌变的可能性。莓类中的抗氧化剂和多酚类物质能够减少细胞损伤，还可以抑制癌细胞的增殖，甚至诱导癌细胞凋亡。

一项研究发现，蓝莓提取物能抑制结直肠癌细胞的生长，同时增强健康细胞的抗氧化能力，表现出良好的防癌潜力。

莓类	主要营养成分	健康益处
蓝莓	富含花青素、维生素C、膳食纤维	降低心血管疾病风险，改善大脑功能，抗炎，预防慢性病及癌症
草莓	富含维生素C、多酚类物质	调节血糖，增强免疫系统，减少全身性炎症反应
黑莓	富含花青素、维生素C、膳食纤维	抗炎，抗氧化，保护心脏
树莓	富含花青素、维生素C、铁、钾	改善消化系统健康，抗炎，降低癌症风险
黑加仑	富含花青素、维生素C、钾	增强免疫系统，抗炎，保护心脏健康
桑葚	富含花青素、维生素C、膳食纤维	抗炎，改善血液循环，促进消化系统健康

第五节 香辛料：姜黄、姜和大蒜的抗炎魔力

姜黄、姜和大蒜是世界各地厨房中的“常驻嘉宾”，其不仅为菜肴增添了独特的风味，还因其卓越的健康益处而备受推崇。事实上，这些香辛料被传统医学视为天然药物，用于缓解炎症、改善免疫系统。现代科学通过大量研究证实了它们的抗炎和抗氧化功效，尤其在预防慢性病和调节免疫功能方面表现突出。

姜黄：天然的抗炎奇迹

姜黄因其核心活性成分姜黄素而成为抗炎食材中的佼佼者。姜黄素通过多方面减少炎症：它能降低炎症因子的数量，还能让过于活跃的免疫细胞“冷静”下来，避免它们误伤健康组织。此外，姜黄素还是一种强效抗氧化剂，可以保护细胞免受自由基的侵袭，减缓衰老，降低慢性病的发病风险。

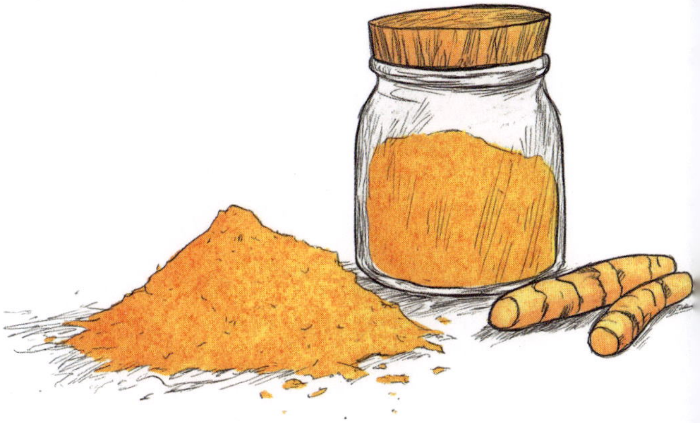

2020年，一项发表于《风湿病学杂志》(*The Journal of Rheumatology*)的研究发现，姜黄素对骨关节炎患者的症状改善效果与非甾体抗炎药(NSAIDs)相当，但无胃肠道的不良反应。

另一项发表于《抗氧化剂》(*Antioxidants*)的研究指出，姜黄素还能通过减少自由基的生成，保护细胞免受氧化应激损伤，从而延缓衰老，减少慢性病的发生风险。

饮食建议

咖喱菜肴：在咖喱中添加姜黄，搭配蔬菜、豆类或肉类，既健康又美味。

姜黄茶：将姜黄粉加入开水中，配以黑胡椒(提高姜黄素的吸收率)和蜂蜜，制成抗炎饮品。

姜：抗炎与免疫调节的双重功效

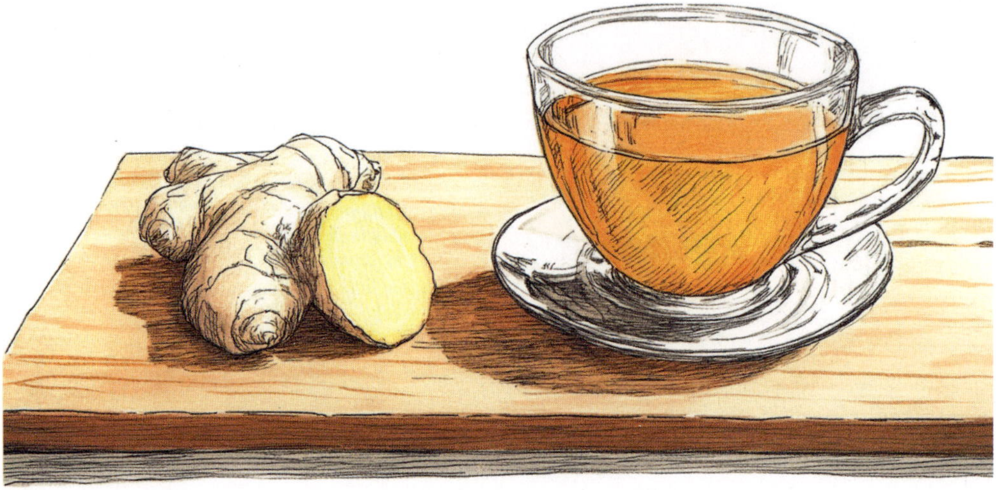

我们熟知姜能驱寒暖胃，但其实姜中富含的姜辣素还具有很强的抗炎和镇痛作用，可以帮助舒缓肌肉酸痛和关节疼痛。更特别的是，姜中含有的植物化学物还能加速血液循环，帮助身体排出代谢废物，减轻炎症。

2022年，一项发表于《国际分子科学杂志》（*International Journal of Molecular Sciences*）的研究表明，姜辣素能显著减少因运动或疾病引起的肌肉炎症，缓解关节疼痛和肌肉酸痛。

另一项随机对照试验显示，姜在改善类风湿性关节炎患者的症状方面具有积极作用，尤其在减轻肿胀和晨僵方面表现突出。

饮食建议

姜茶：在寒冷天气，加入几片新鲜姜片到热水中，再配以柠檬和蜂蜜，既暖身又抗炎。

在烹饪中加入姜：在炒菜、煮汤或炖肉时加入姜片，不仅能提升风味，还能增强菜肴的抗炎作用。

大蒜：天然的抗生素与抗炎食物

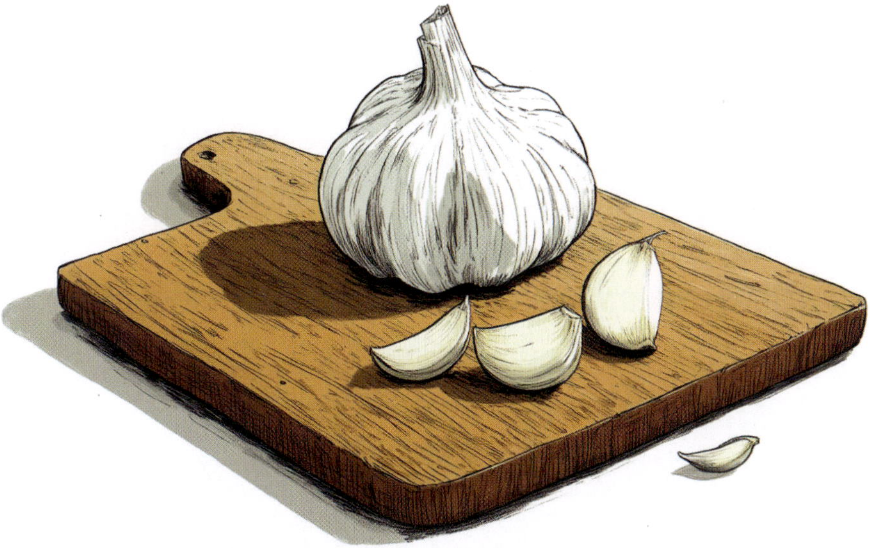

大蒜中的主要活性成分——蒜素，具有强效的抗炎和抗菌作用。蒜素能降低体内的炎症因子水平，同时增强免疫系统的反应能力，帮助身体更好地抵御外界感染。此外，大蒜中的硫化物还能改善血管功能，帮助降低患心血管疾病的风险。

2021年，一项发表于《营养素》（*Nutrients*）的研究表明，大蒜中的蒜素可以通过调节免疫反应，显著降低C-反应蛋白和其他炎症标志物，特别适用于心血管疾病高风险人群。

饮食建议

生食大蒜：将大蒜去皮捣碎后静置几分钟再生食（如拌沙拉），可以使其释放更多的蒜素。

在烹饪中加入大蒜：在炒菜或烤肉时加入大蒜，不仅能增添香味，还能提升菜肴的抗炎效果。

总之，姜黄、姜和大蒜是厨房中的“抗炎宝库”。适量摄入这些香辛料，不仅能提升菜肴风味，还能有效减少体内炎症，预防多种慢性病，促进整体健康。通过合理选择和搭配这些食物，可以帮助调节免疫力，改善心脏和大脑功能，提升生活质量。

Tips：将香辛料融入日常饮食中

早　　餐：将姜黄粉加入燕麦粥或早餐奶昔，或者用姜制作姜茶，为一天提供强大的抗炎启动力。

午餐和晚餐：在炒菜、炖汤中加入姜片或大蒜，或者将姜黄加入米饭和炖菜，既能增添风味，也能增强抗炎功效。

菜 或 调 料：自制姜茶或蒜泥，帮助增强免疫力。

CHAPTER 3

第三章

抗炎减糖饮食，一日三餐这样吃

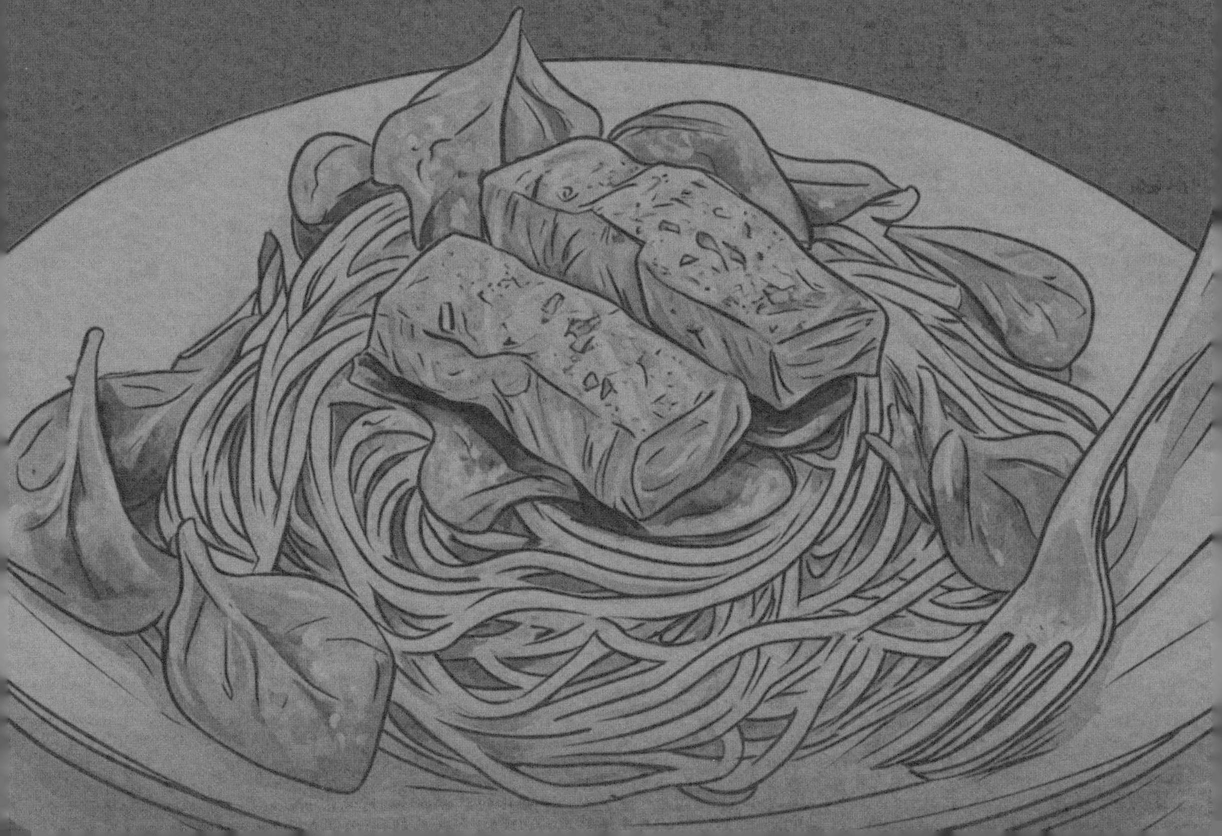

测量单位规范说明

体积单位

茶匙：5毫升

汤匙：15毫升

杯：240毫升

重量单位

克

千克

数量单位

个：用于计数单个食材，如鸡蛋、牛油果等。

片：用于计量切片的食材，如面包片等。

分量说明

本书菜谱按1～2人份编写。根据实际人数可以灵活调整食材用量，确保菜品的风味和营养均衡。

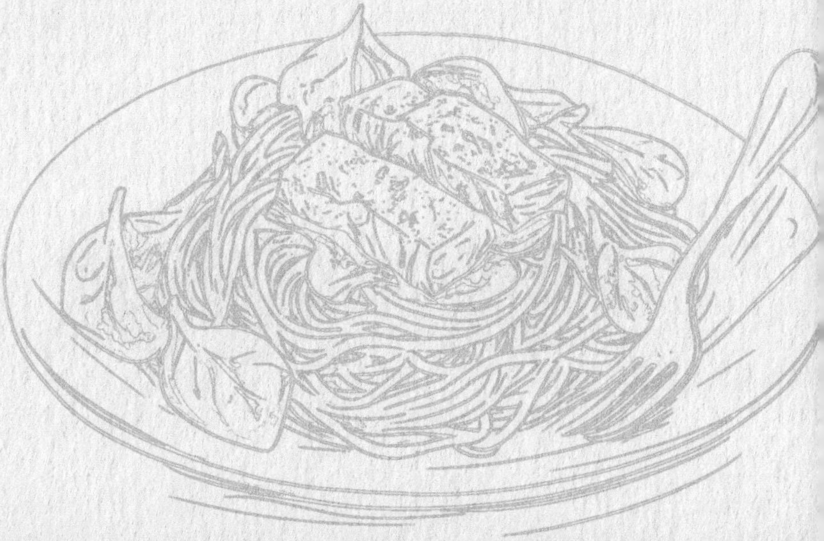

第一节 早餐篇：从清晨开始抗炎减糖

椰奶木瓜杂粮碗

烹饪时间 约10分钟

椰奶木瓜杂粮碗是一道充满活力与温暖的健康早餐。柔滑的椰奶与香软的小米、藜麦相互交融，木瓜的甜香轻盈点缀，再配上奇亚籽与南瓜子的脆感，每一口都仿佛带来阳光的滋味。

食材

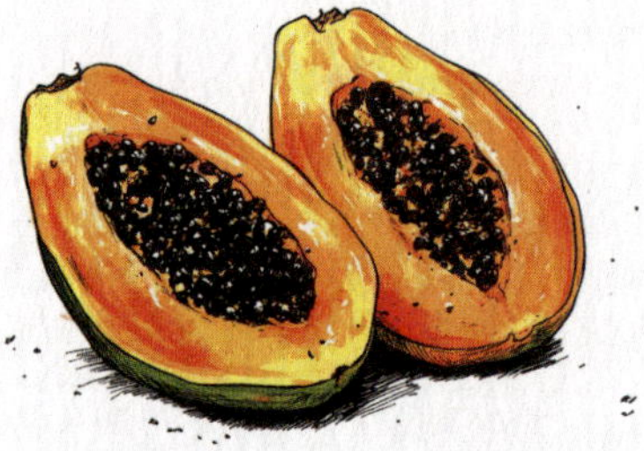
木瓜：1/2个

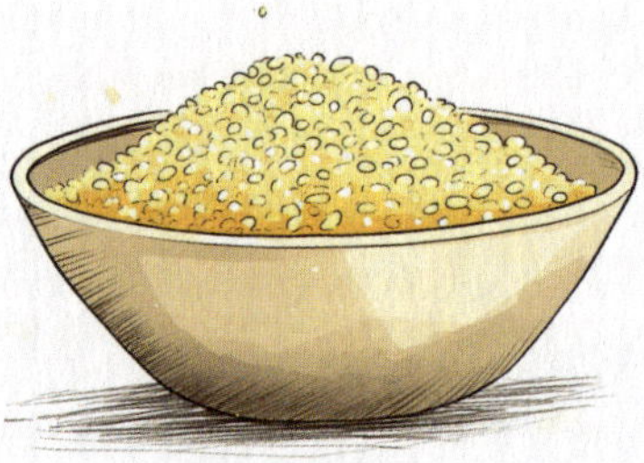
小米：1/4杯

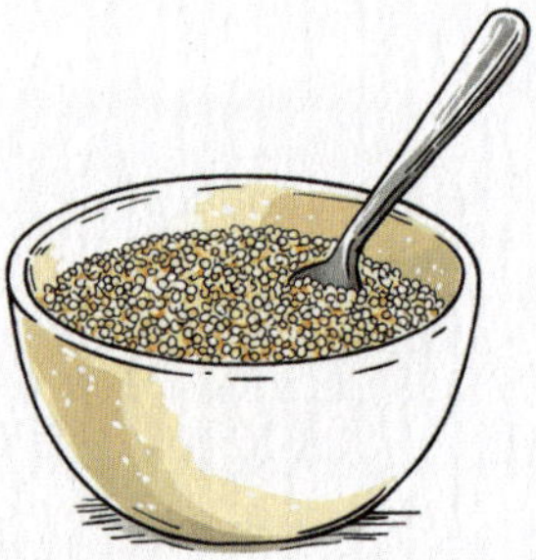
藜麦：1/4杯

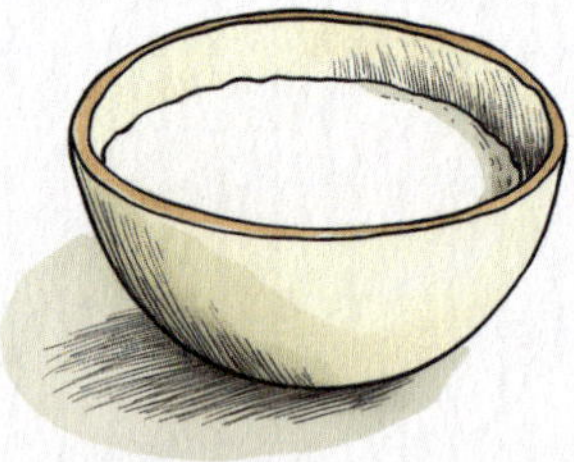
椰奶：1/2杯

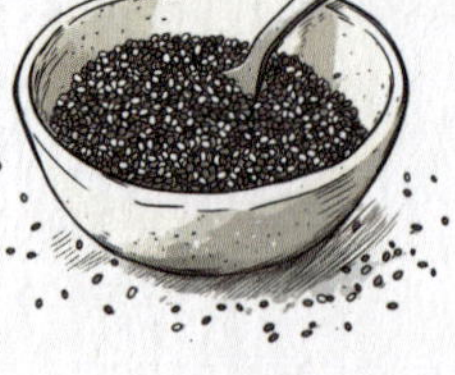
奇亚籽：1汤匙

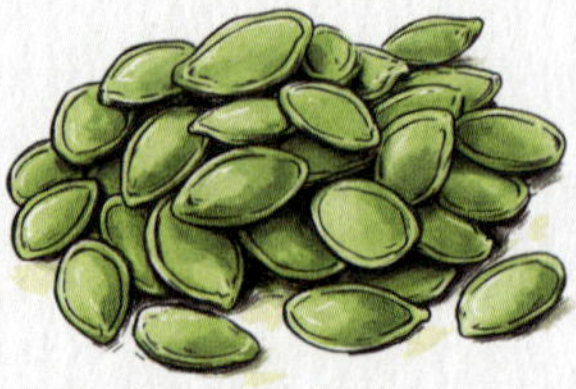
南瓜子：适量

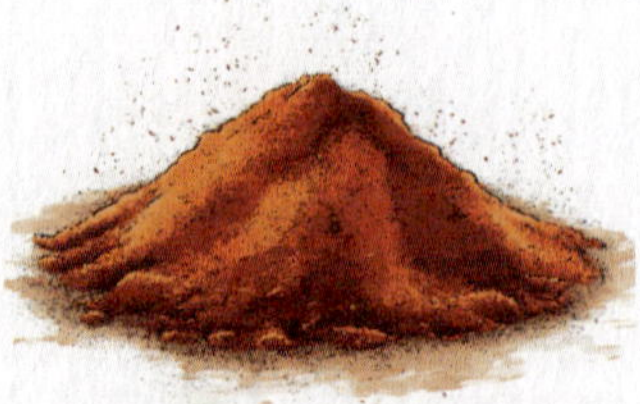
肉桂粉：适量

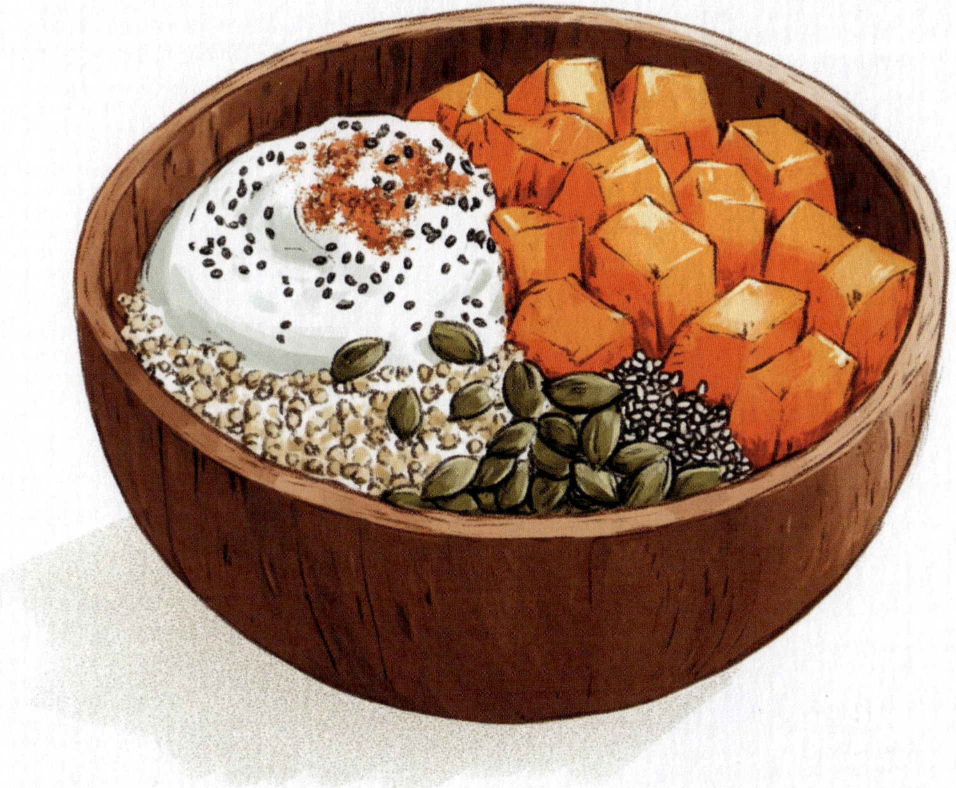

做法

1. 将小米和藜麦洗净，煮熟，放入碗中，倒入椰奶。
2. 木瓜洗净，去皮除子，切块。
3. 将木瓜块摆在煮熟的藜麦、小米上，加入南瓜子和奇亚籽，撒上肉桂粉即可。

抗炎揭秘

- 木瓜富含抗氧化剂和消化酶，有助于抗炎和促进消化。小米和藜麦富含膳食纤维和矿物质，有助于血糖稳定。椰奶和南瓜子可以提供健康脂肪和镁，有助于减轻体内炎症。

蓝莓奇亚籽燕麦碗

烹饪时间 约5分钟

蓝莓奇亚籽燕麦碗是一道将香甜与营养完美结合的早餐。绵软的燕麦承载着奇亚籽和蓝莓的清爽口感，搭配香蕉的自然甜香和肉桂粉的独特风味，让每一口都充满层次感。助你充满活力，轻松开启新的一天。

食材

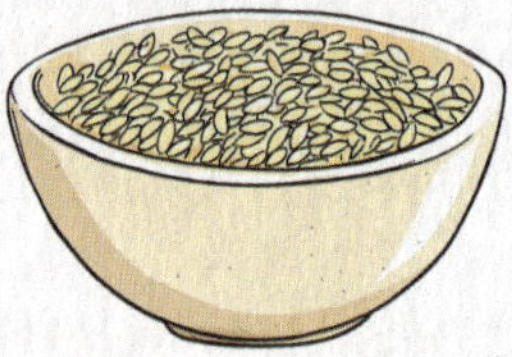

燕麦：50克

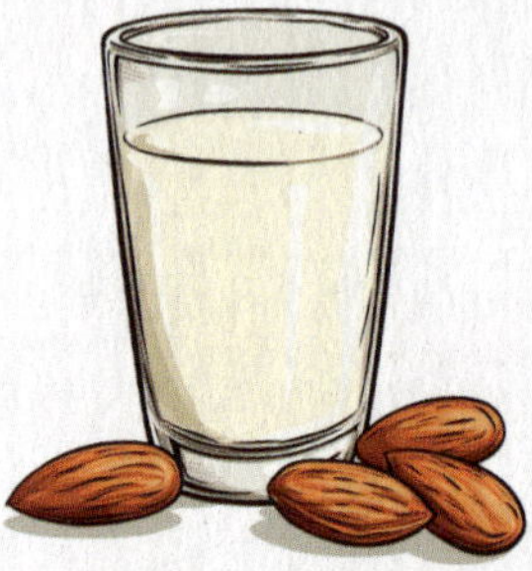

杏仁奶：250毫升（可替换为其他植物奶）

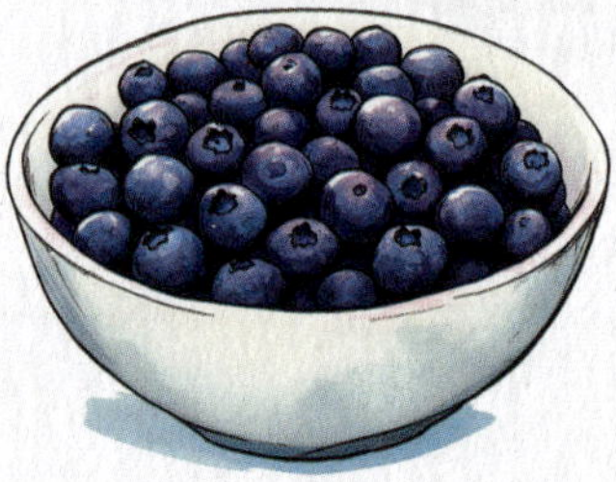

蓝莓：适量

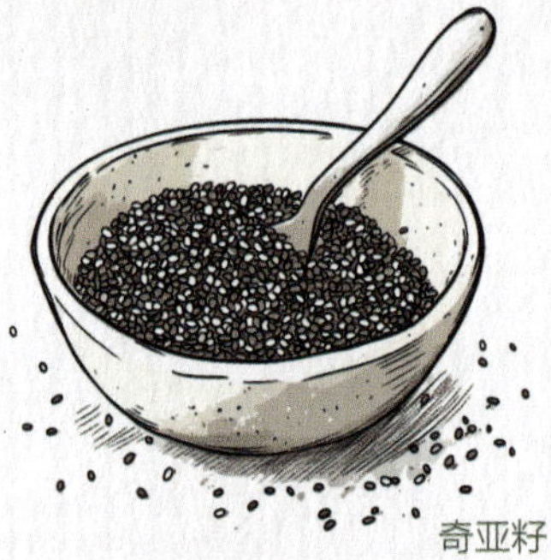

奇亚籽：1汤匙

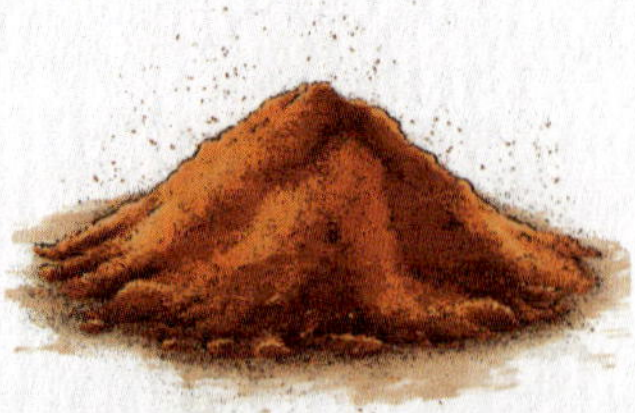

肉桂粉：1/4茶匙

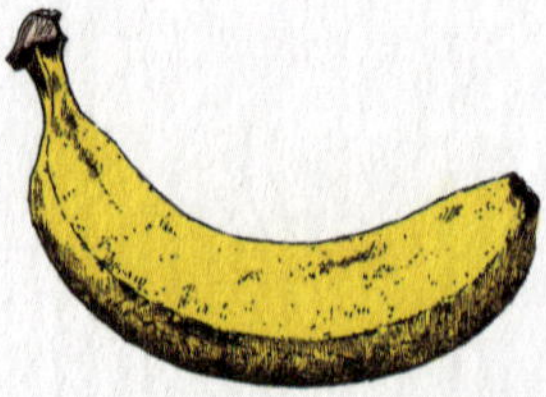

香蕉：1根

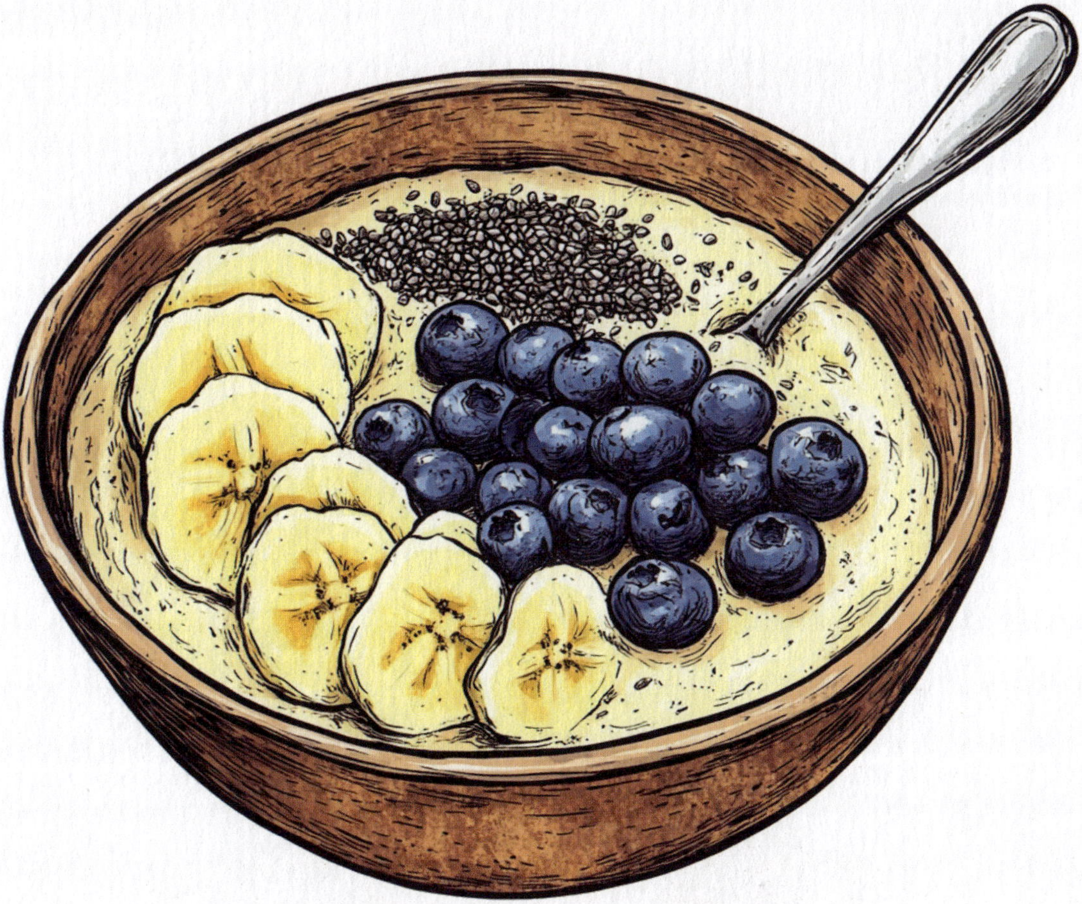

做法

1. 蓝莓洗净；香蕉去皮，切片。将燕麦和杏仁奶在碗中混合，放入微波炉加热2～3分钟，或在锅中煮至燕麦变软。
2. 将煮好的燕麦放入碗中，加入奇亚籽、蓝莓和香蕉片，撒上肉桂粉即可。

抗炎揭秘

- 蓝莓和奇亚籽富含抗氧化剂和ω-3脂肪酸，有助于减轻炎症。燕麦富含膳食纤维，有助于维持血糖稳定。肉桂粉具有抗炎和抗氧化特性，帮助增强免疫系统。

燕麦粥配坚果碎

烹饪时间 约10分钟

燕麦粥配坚果碎是一道简单却营养丰富的早餐。燕麦虽是谷类，但其富含膳食纤维，搭配富含低GI特性让血糖更平稳。富含健康脂肪的坚果，对平稳血糖更有益，让你从清晨开始就感受到健康的馈赠。

食材

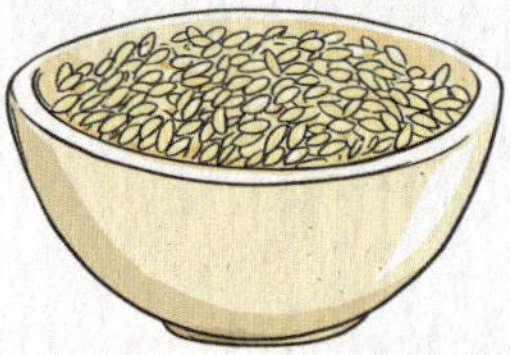

原味燕麦片：50克

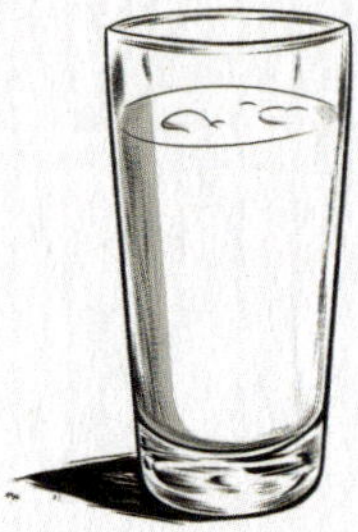

牛奶：250毫升

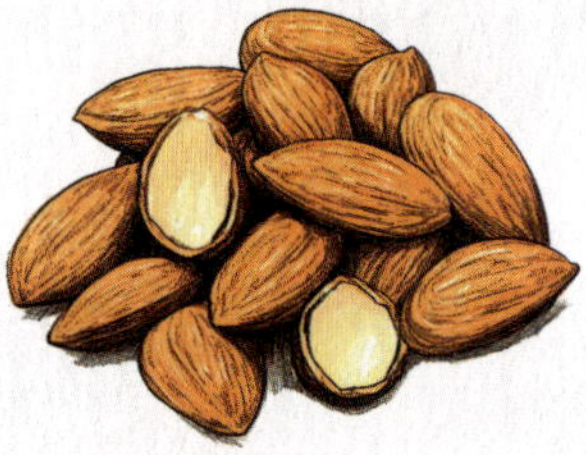

杏仁：10克

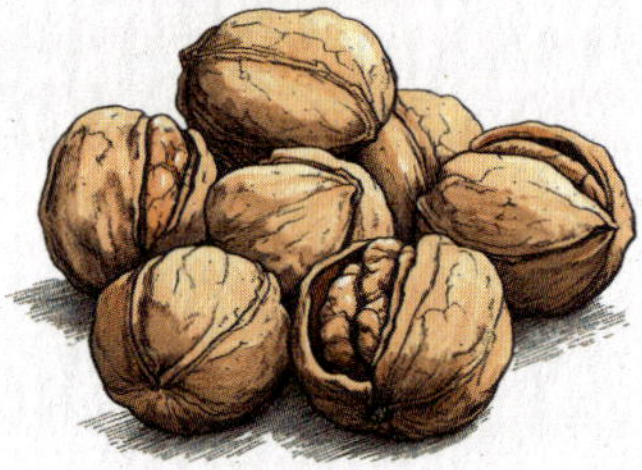

核桃：10克

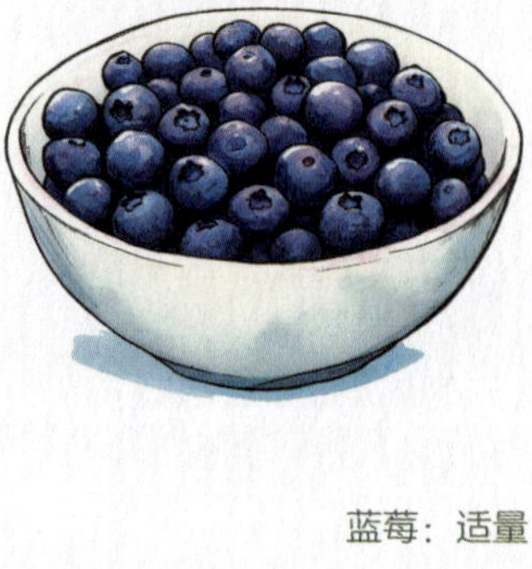

蓝莓：适量

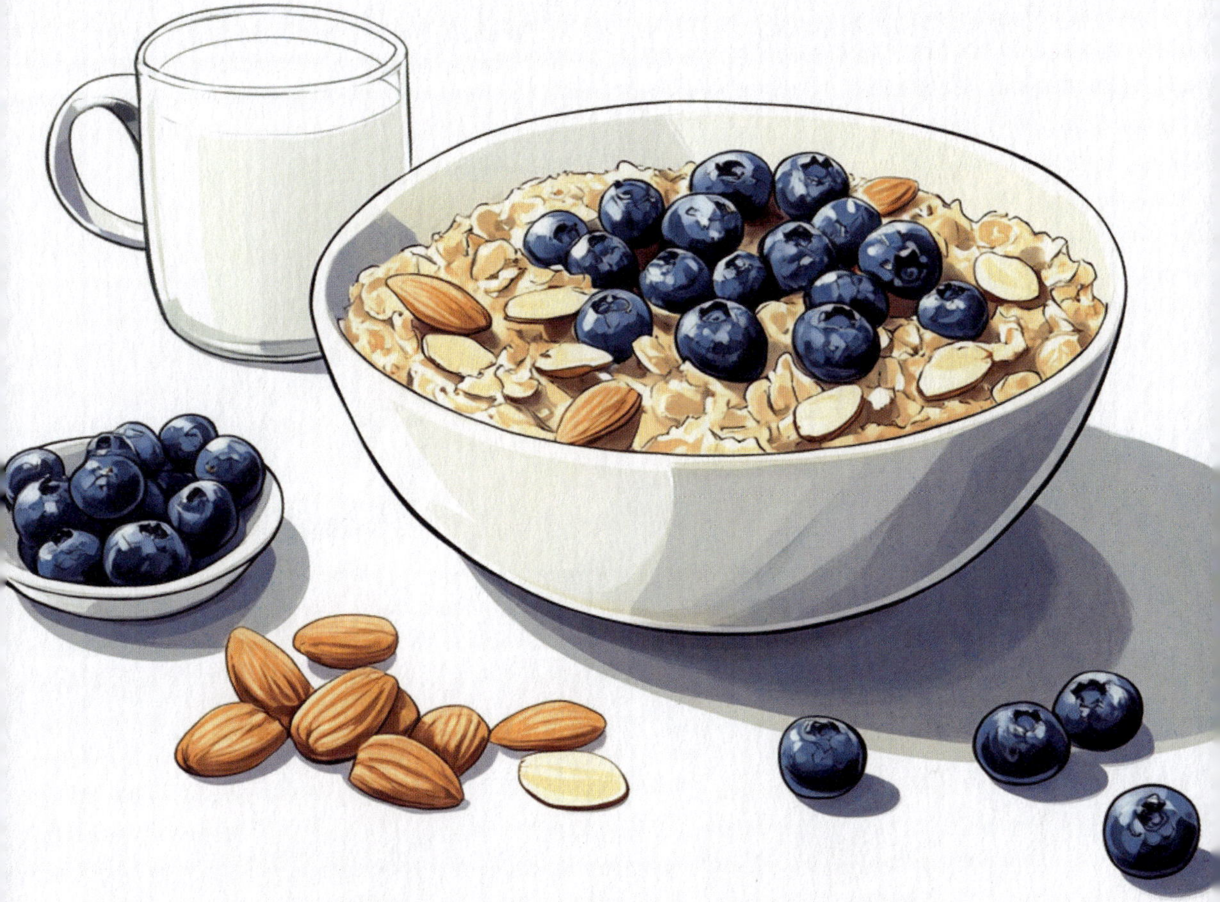

做法

1. 将燕麦片和水倒入锅中，加热并不断搅拌，煮至燕麦软糯。
2. 加入牛奶继续搅拌，直至粥达到适合的稠度。
3. 杏仁和核桃切碎，加入煮好的粥中，放上蓝莓即可。

抗炎揭秘

- 燕麦在主食中是帮助稳定血糖的好选择。坚果富含健康脂肪和抗氧化剂，能抗炎并维持心血管健康。蓝莓富含的花青素是强效的抗氧化物质，可以减轻炎症。

三文鱼牛油果开放式三明治

烹饪时间
约10分钟

三文鱼牛油果开放式三明治是一道兼具美味与营养的佳肴。绵润的牛油果泥搭配富含ω-3脂肪酸的烟熏三文鱼，再加上全麦面包的膳食纤维，每一口都在为身体注入平稳的能量与抗炎的力量。

食材

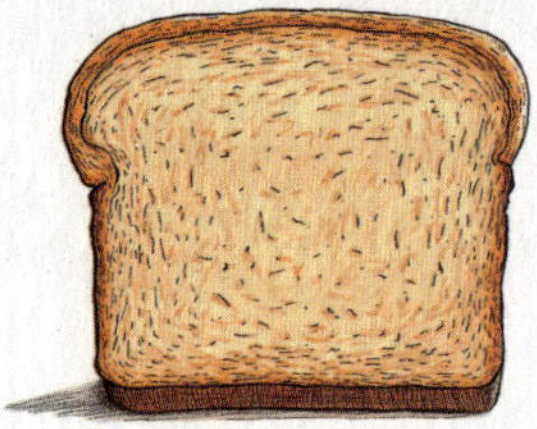

全麦面包：2片

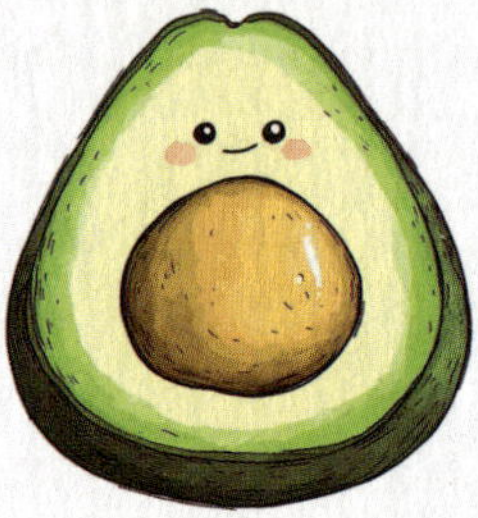

牛油果：1个

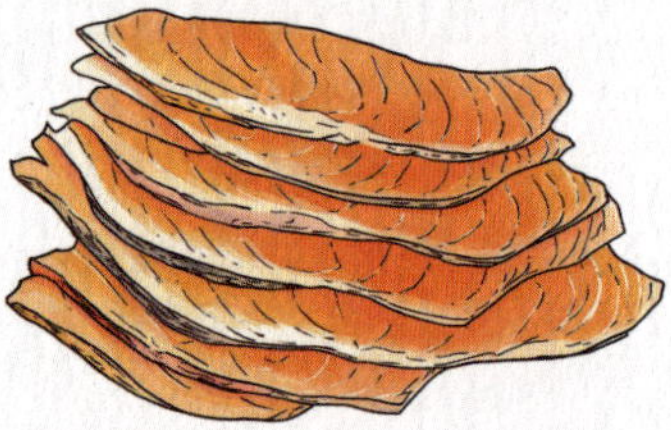

烟熏三文鱼：50克

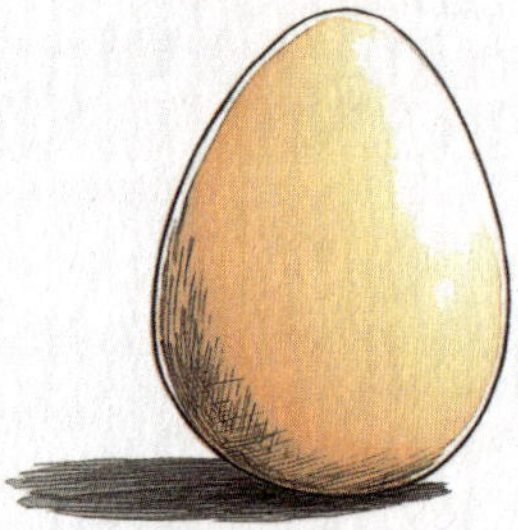

鸡蛋：1个

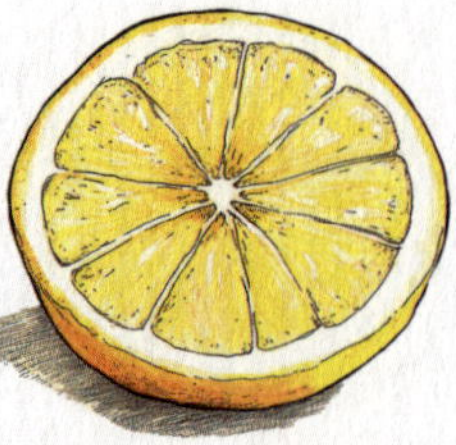

柠檬汁：适量

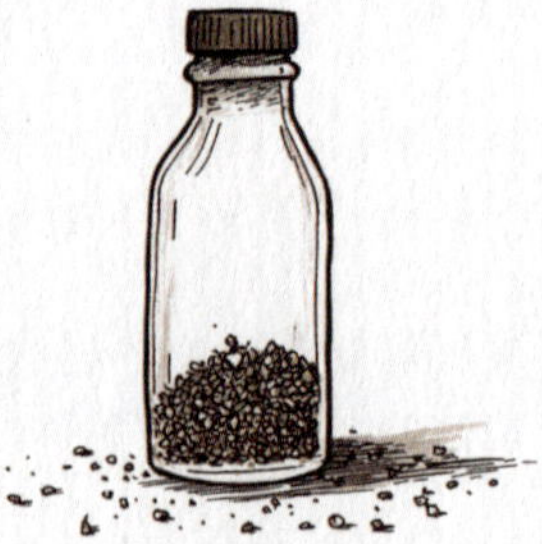

黑胡椒：适量

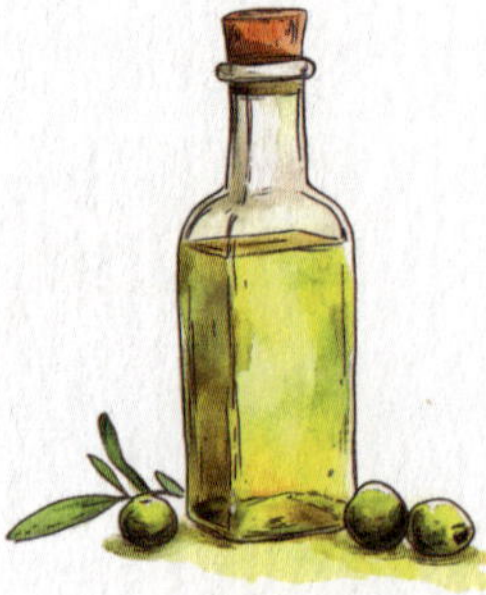

橄榄油：适量

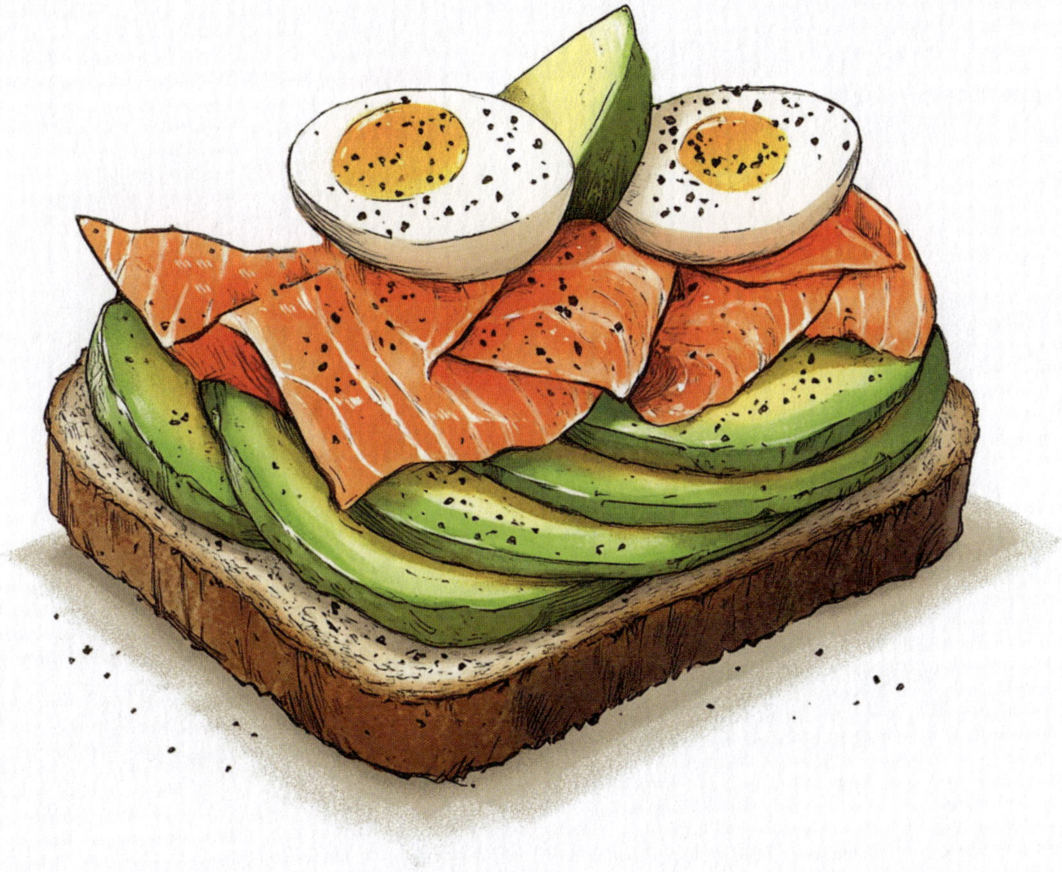

做法

1. 牛油果洗净，切半，去皮去核，切片，加少许柠檬汁和黑胡椒调味。
2. 将鸡蛋煮熟，捞出，对半切好备用。
3. 将全麦面包烤至微脆，在烤好的面包上摆放牛油果片，放上鸡蛋和三文鱼，淋橄榄油，撒上碾碎的黑胡椒即可。

抗炎揭秘

- 牛油果富含单不饱和脂肪酸，有助于减少体内炎症。三文鱼富含ω-3脂肪酸，有助于抗炎，特别是对心血管健康有益。全麦面包提供了丰富的膳食纤维。

芸豆核桃杂粮粥

烹饪时间
约45分钟
（不含浸泡时间）

芸豆核桃杂粮粥是一道兼具浓郁口感和健康益处的中式养生粥。芸豆的绵软香糯与核桃的微脆质感交织，枸杞子点缀其中，为味觉带来了丰富的层次感。糙米和小米的膳食纤维，配合芸豆的植物蛋白，每一口都为身体注入均衡能量。这是一碗温润的养生粥，让你一整天都被滋养。

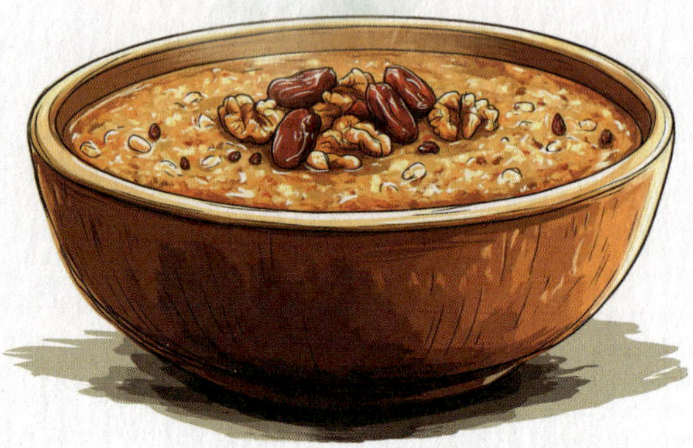

食材

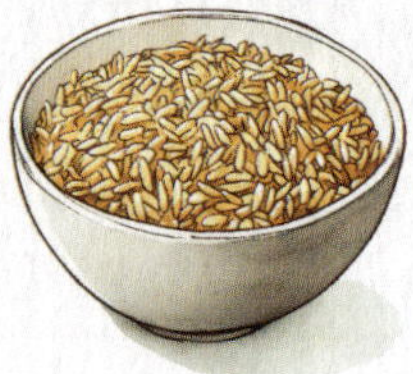
糙米：30克

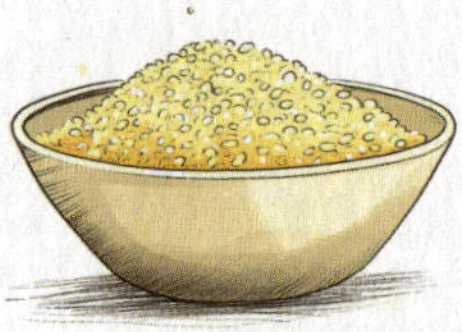
小米：30克

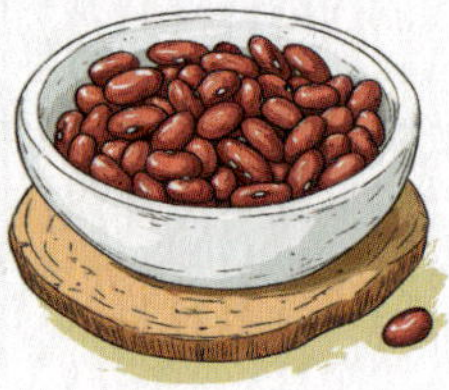
芸豆：30克

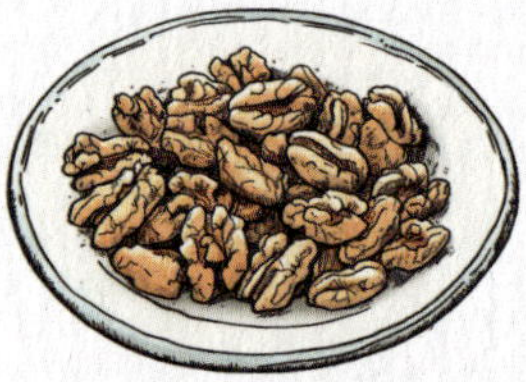
核桃仁：20克

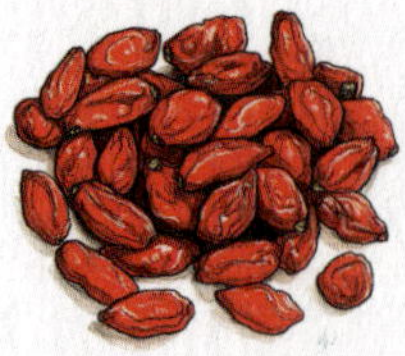
枸杞子：适量

做法

1. 将糙米和小米、芸豆洗净，提前浸泡30分钟；核桃仁切碎备用；枸杞子洗净备用。
2. 将糙米、小米、芸豆和水放入锅中，大火煮开后转小火煮约30分钟，加入核桃碎，煮10分钟至粥稠，加入枸杞子煮3分钟即可。

抗炎揭秘

- 芸豆富含植物蛋白和膳食纤维，有助于增强饱腹感。枸杞子富含抗氧化剂，能调节免疫力，帮助抗炎。核桃富含ω-3脂肪酸和抗氧化剂，有助于减少炎症。糙米和小米有助于维持血糖平稳。

海参时蔬小米粥

烹饪时间
约45分钟
（不含泡发时间）

海参时蔬小米粥是一碗充满温润滋养的中式养生粥。海参的鲜美配上小米的绵软和菠菜的清新，每一口都让人感受到食材的精华。让你在忙碌的日子里感受到由内而外的滋养与活力。

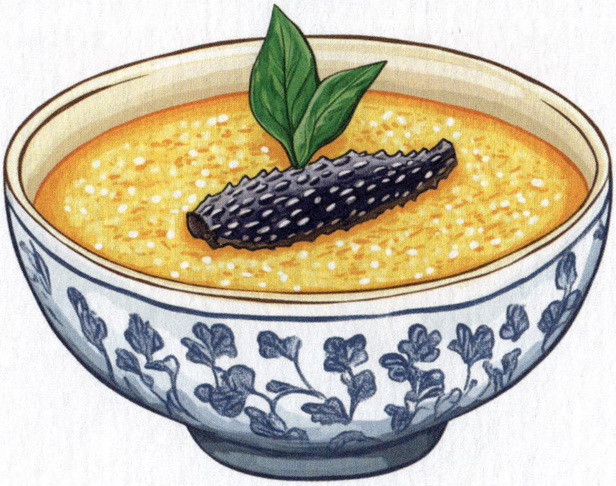

食材

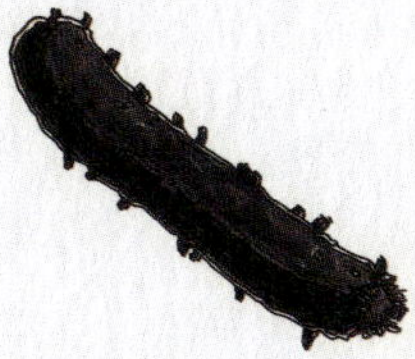

干海参：1只

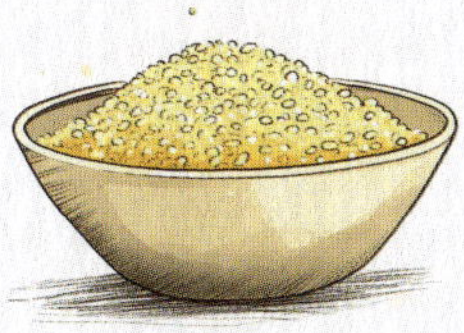

小米：50克

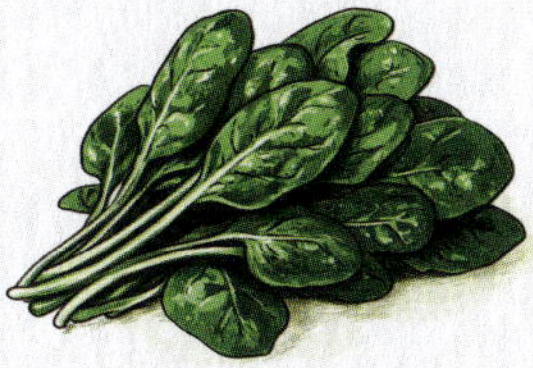

菠菜：50克

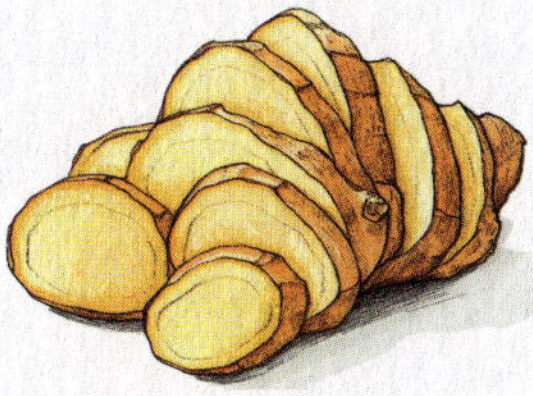

姜片：适量

做法

1. 将干海参提前泡发，切成小段；菠菜洗净，切段备用。
2. 小米洗净后与水一起放入锅中煮粥，大火煮开后转小火，煮至粥八成熟时，加入海参段煮10分钟。
3. 加入菠菜段和姜片，继续煮3分钟，搅拌均匀即可。

抗炎揭秘

- 海参富含胶原蛋白和抗炎物质，有助于增强免疫力。菠菜提供丰富的抗氧化剂和维生素K，能减少体内炎症反应。

山药鲜虾饼

烹饪时间 约15分钟

山药鲜虾饼是一道兼具清香与丰富口感的健康美味。山药的软糯细腻与鲜虾的弹嫩鲜甜完美结合，再配上胡萝卜的自然甘甜，每一口都带来丰富的层次感。这款小饼富含优质蛋白和抗氧化成分，能为身体注入轻盈的能量，是一道简单却营养的家庭料理。

食材

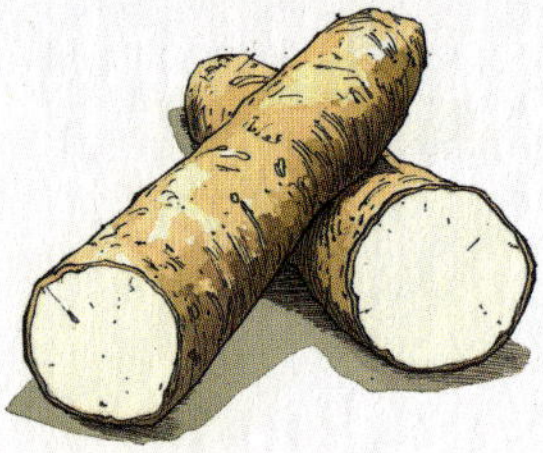

山药：100克

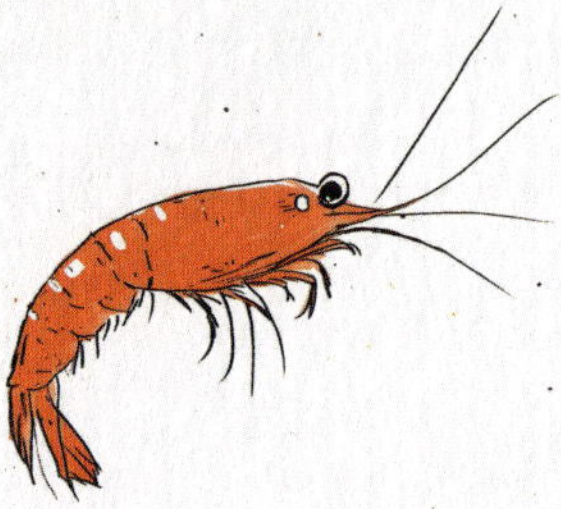

鲜虾：100克

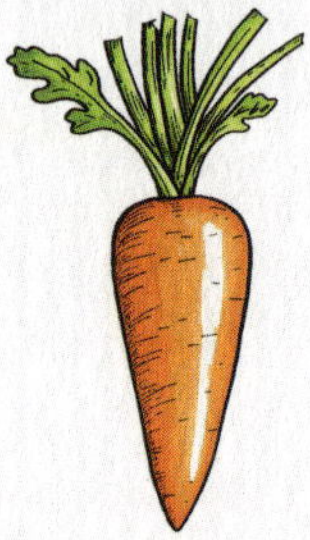

胡萝卜：50克

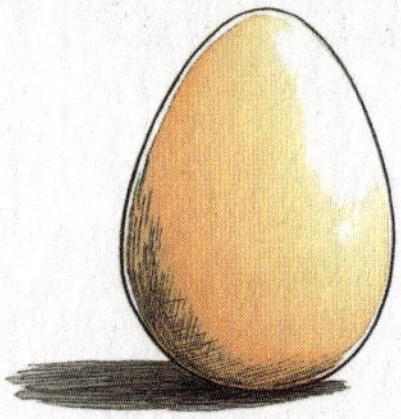

鸡蛋：1个

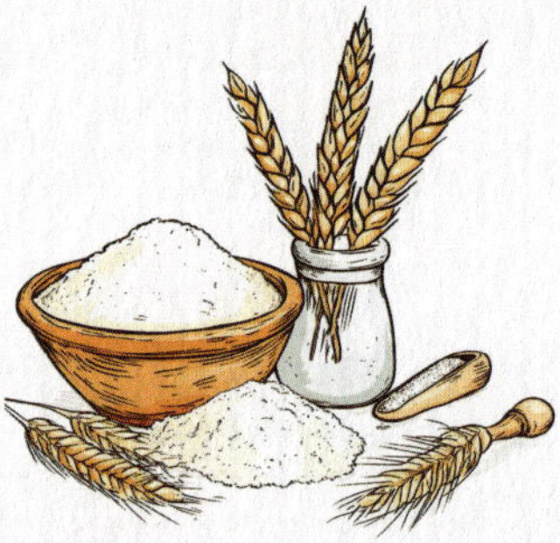

全麦面粉：30克

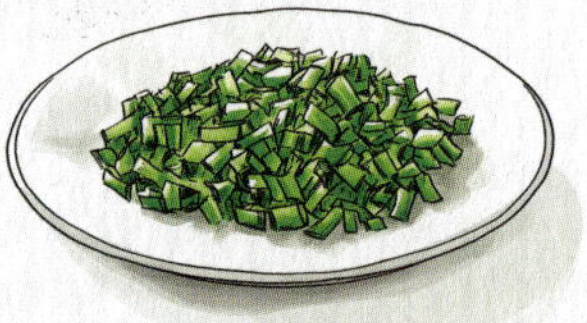

葱花：适量

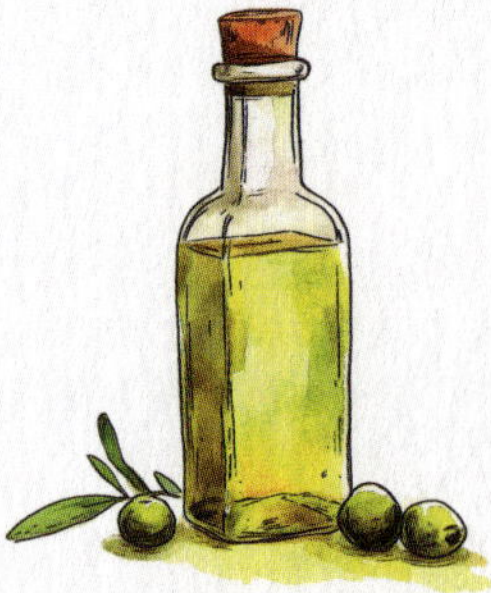

橄榄油：适量

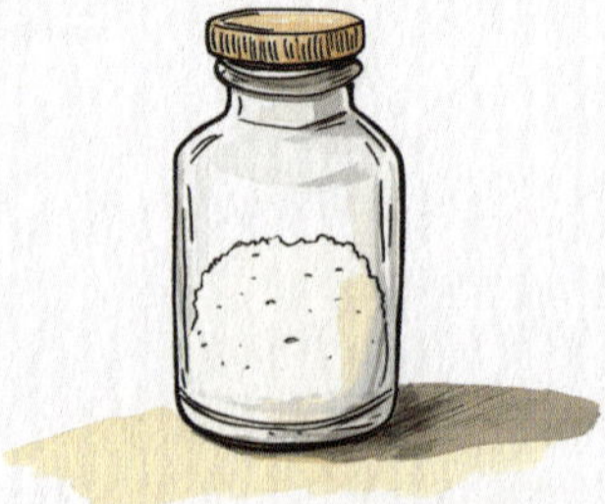

盐：适量

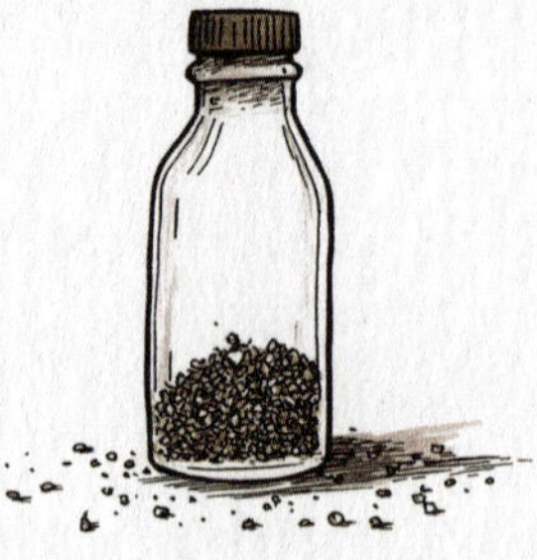

黑胡椒：适量

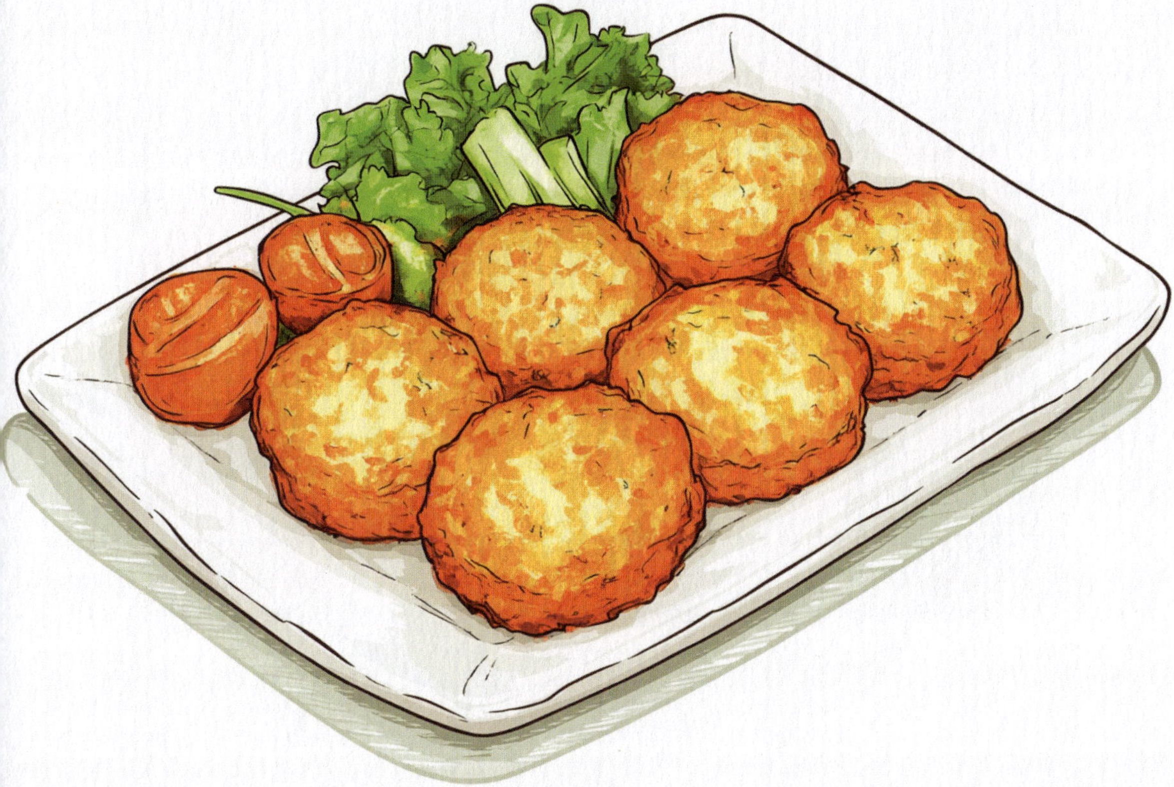

做法

1. 山药、胡萝卜分别洗净，去皮后切细丝；鲜虾去壳、肠线，洗净后切小块备用。
2. 将山药丝、胡萝卜丝、虾肉、葱花放入碗中，打入鸡蛋，加入全麦面粉，调入盐和黑胡椒，搅拌均匀。
3. 平底锅加热，倒入橄榄油，将面糊舀入锅中，以小火摊成小圆饼状，煎至两面金黄熟透即可。

抗炎揭秘

- 山药富含黏液蛋白和黏液多糖，有助于改善消化系统，增强免疫力，并具有抗炎功效。鲜虾提供丰富的优质蛋白和健康脂肪，帮助修复组织并减轻炎症。胡萝卜中的β-胡萝卜素是强效的抗氧化剂，帮助减轻炎症并保护细胞。

番茄鸡蛋荞麦面

烹饪时间 约10分钟

番茄鸡蛋荞麦面是一道简单又营养均衡的中式主食。酸甜的番茄汤汁裹着金黄的蛋花，与富有嚼劲的荞麦面完美融合，每一口都带来满足。这道菜不仅低脂肪、富含膳食纤维，还能让你在享受美味的同时，为身体带来健康与活力。

食材

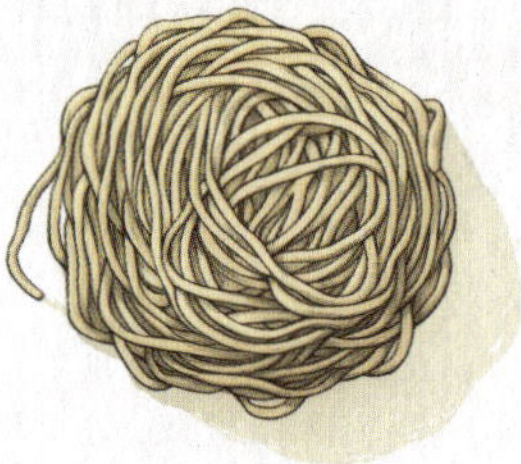

荞麦面：100克

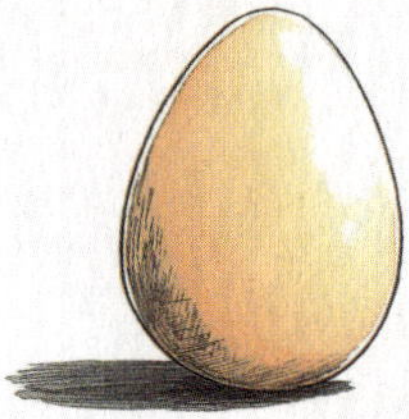

鸡蛋：1个

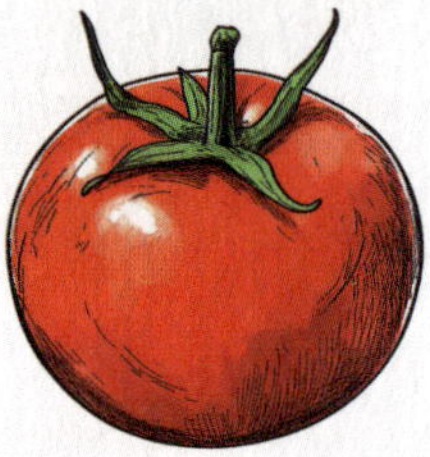

番茄：1个

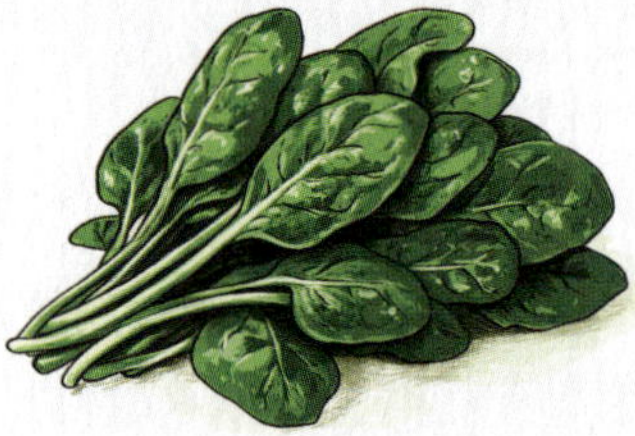

菠菜：50克

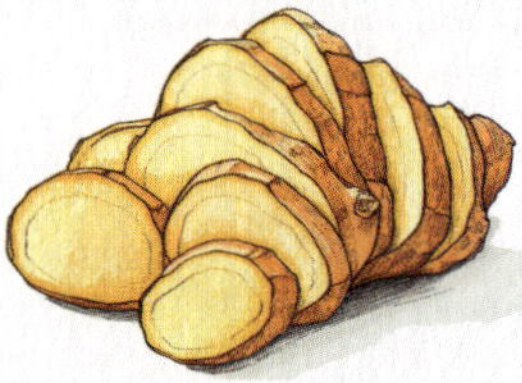

姜片：适量

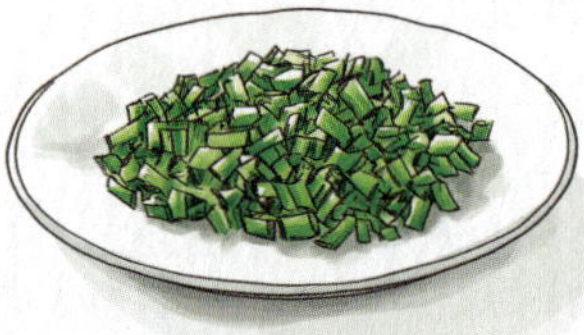

葱花：适量

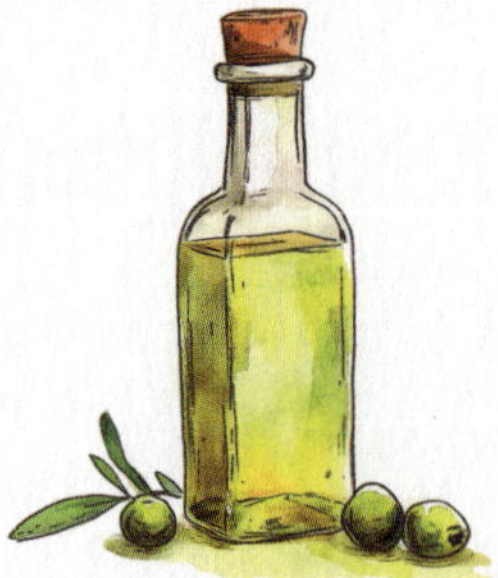

橄榄油：1汤匙

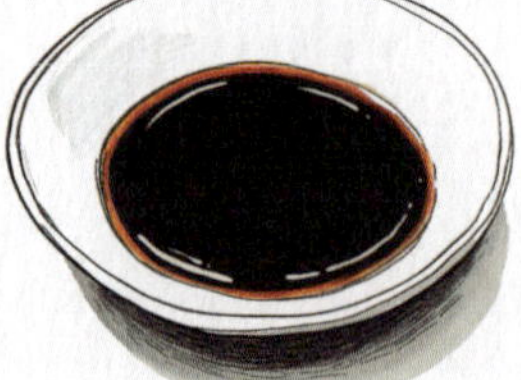

生抽：1茶匙

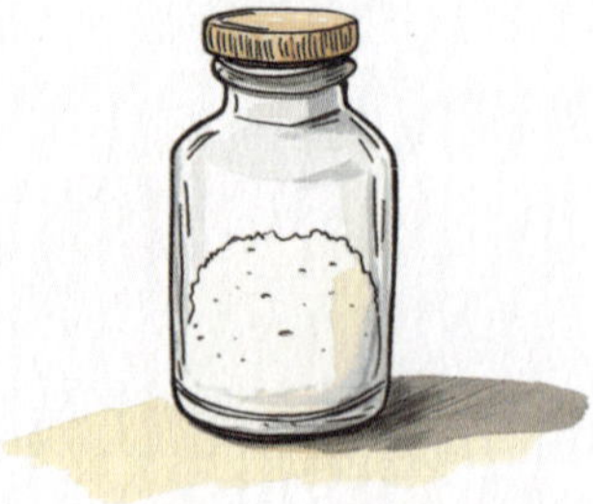

盐：适量

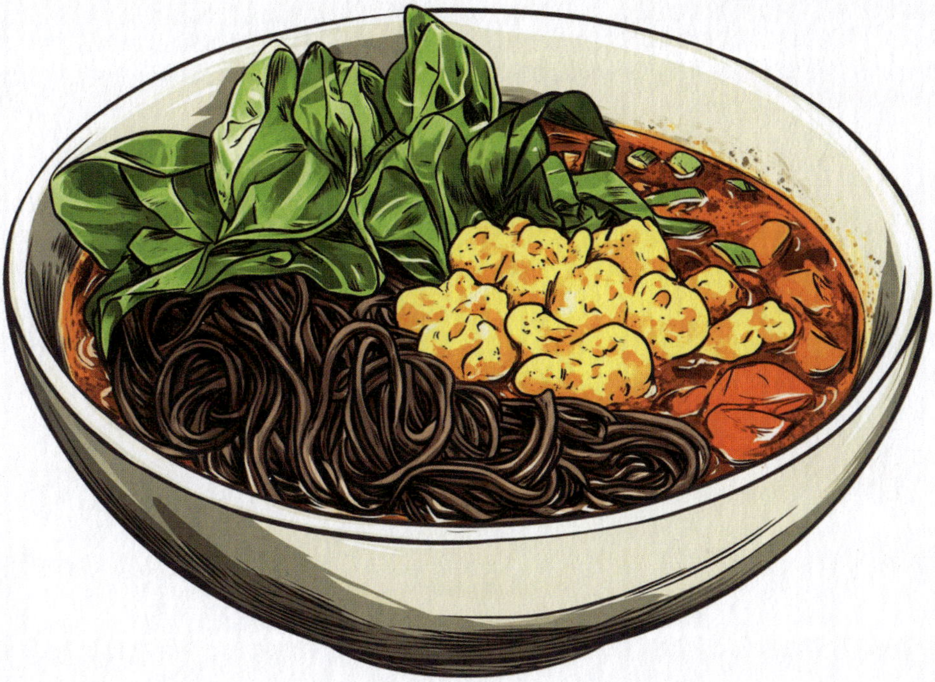

做法

1. 番茄洗净，切块；菠菜洗净，切段；鸡蛋打入碗中，搅匀备用。
2. 荞麦面放入开水中煮熟，捞出过冷水，沥干备用。
3. 锅中加入橄榄油，淋入蛋液炒散，加入番茄块炒至番茄软烂，加入少量清水，调入生抽和盐，水沸后加入菠菜段煮1分钟盛入碗中。
4. 加入煮好的荞麦面，撒上葱花即可。

抗炎揭秘

- 荞麦富含膳食纤维和蛋白质，有助于稳定血糖并减少炎症。番茄富含番茄红素，这是一种强效抗氧化剂，能减少自由基对细胞的损伤，并具有抗炎功效。这碗面营养丰富且低脂肪，适合追求健康饮食的人群。

鲜虾滑蛋羹

烹饪时间 约15分钟

鲜虾滑蛋羹是一道口感细腻又营养的家常佳肴。嫩滑的蛋羹包裹着鲜甜的虾肉，入口即化，清香四溢。这道菜不仅低脂健康，还富含优质蛋白和抗炎物质，每一口都像是对身体温和的呵护。无论是作为早餐还是日常的其他餐食，都是不错的选择。

食材

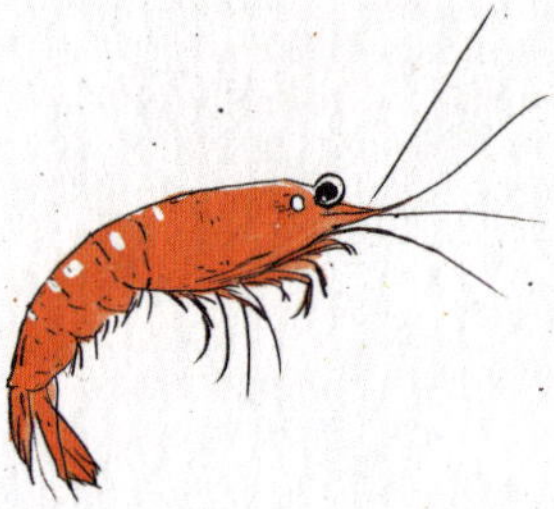
鲜虾：100克

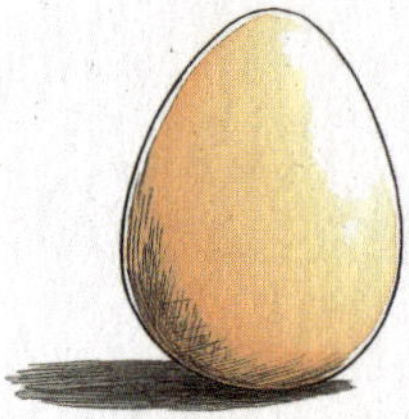
鸡蛋：2个

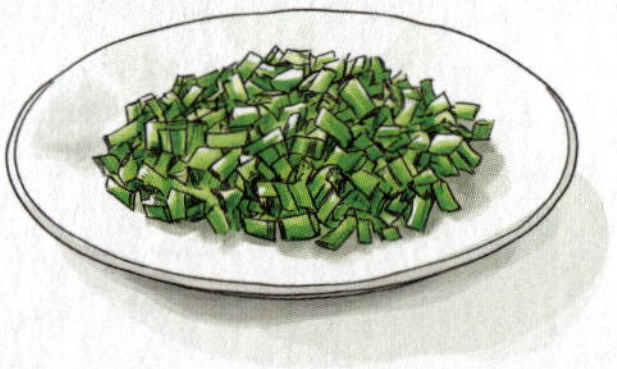
葱花：适量

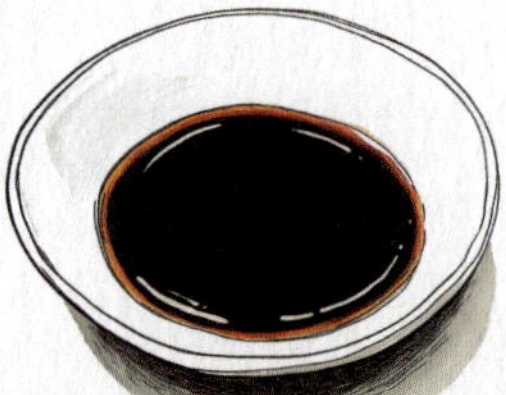
生抽：1茶匙

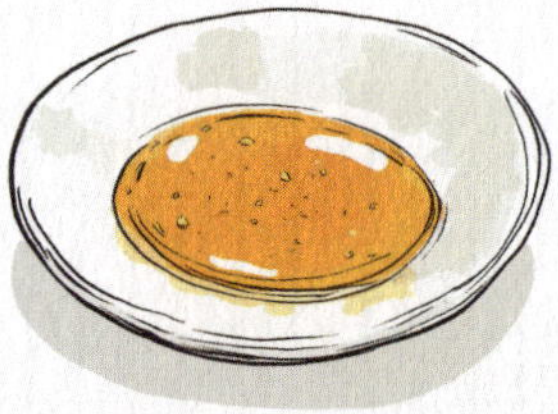
香油：适量

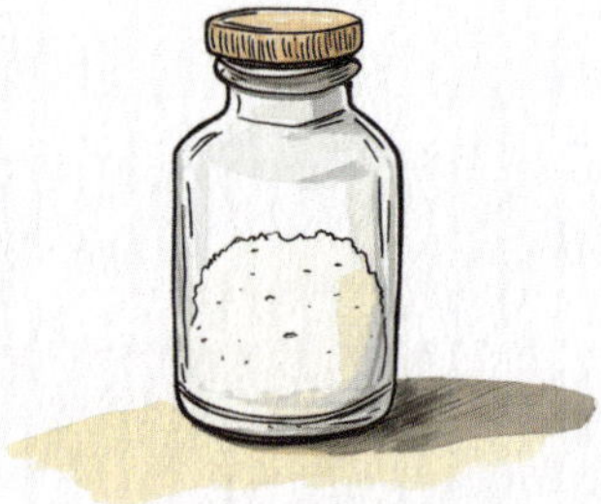
盐：适量

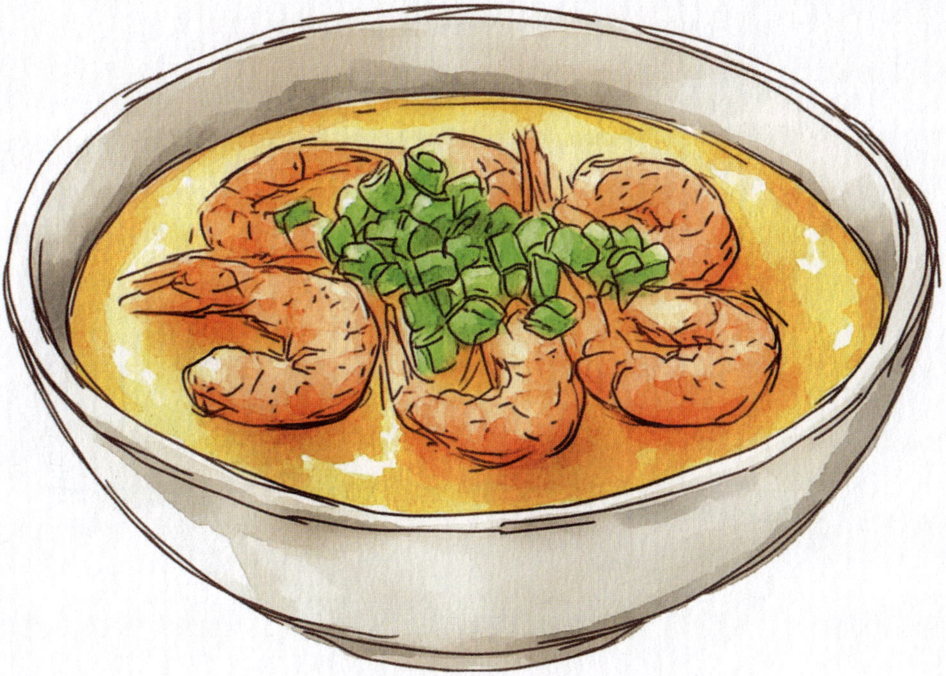

做法

1. 将鲜虾去壳、肠线，洗净；鸡蛋打入碗中，加入清水和少许盐，搅拌均匀。
2. 蒸锅内加适量水，将蛋液过滤后倒入蒸碗中，放入蒸锅中隔水蒸10分钟。
3. 将鲜虾放在蒸好的蛋羹上，再蒸5分钟，直到虾熟透。出锅后淋上生抽和香油，撒上葱花即可。

抗炎揭秘

- 鸡蛋和虾是优质蛋白的良好来源，能维持肌肉健康和促进修复。虾富含ω-3脂肪酸，具有抗炎作用，有助于保护心血管健康。蒸蛋羹质地细腻，易于消化，可以为一天提供充足的能量。

菠菜香菇姜黄欧姆蛋

烹饪时间 约10分钟

这道菠菜香菇姜黄欧姆蛋，金黄的蛋液包裹着嫩绿的菠菜与散发着清香的香菇，姜黄的独特香气在唇齿间萦绕，每一口都让人感到温暖且满足。

食材

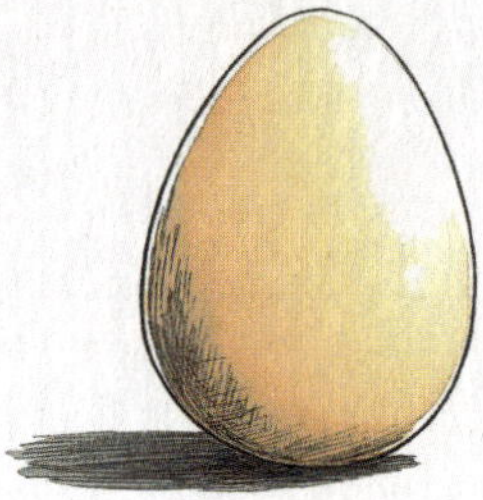

鸡蛋：2个

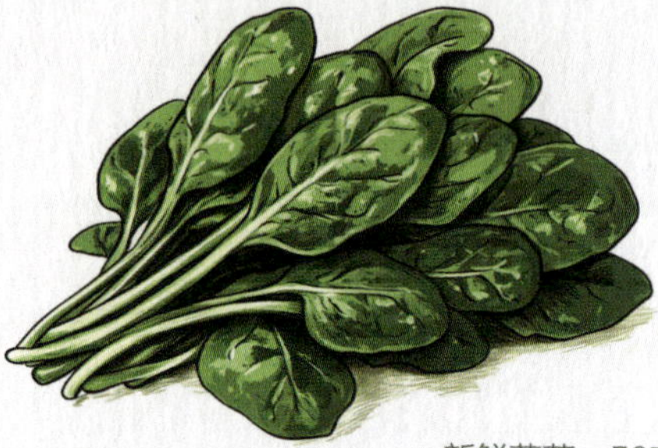

新鲜菠菜：50克

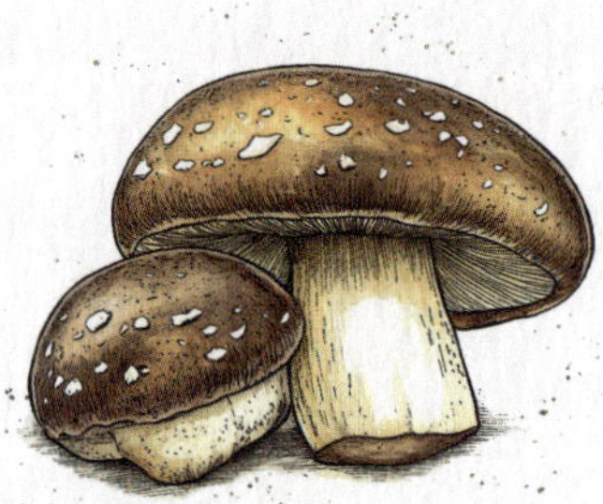

香菇：50克

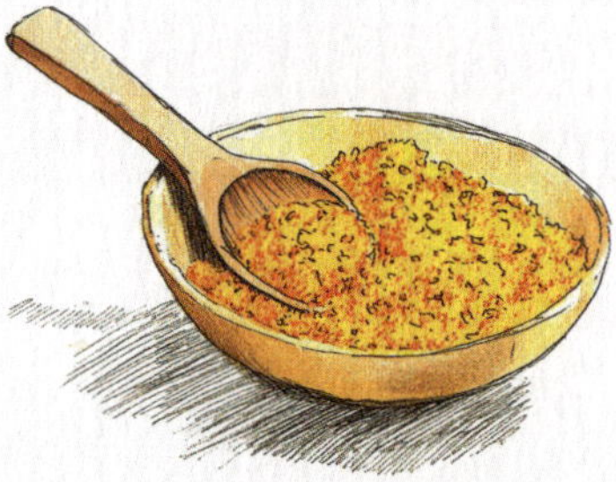

姜黄粉：1/4茶匙

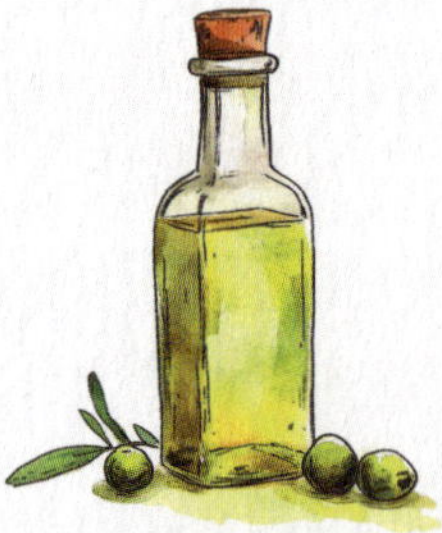

橄榄油：1汤匙

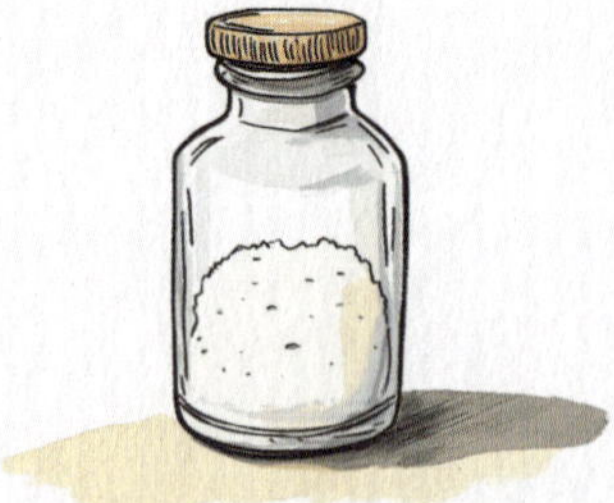

盐：适量

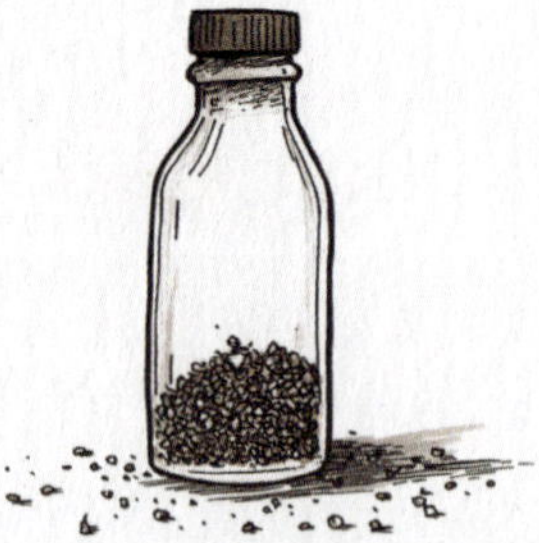

黑胡椒：适量

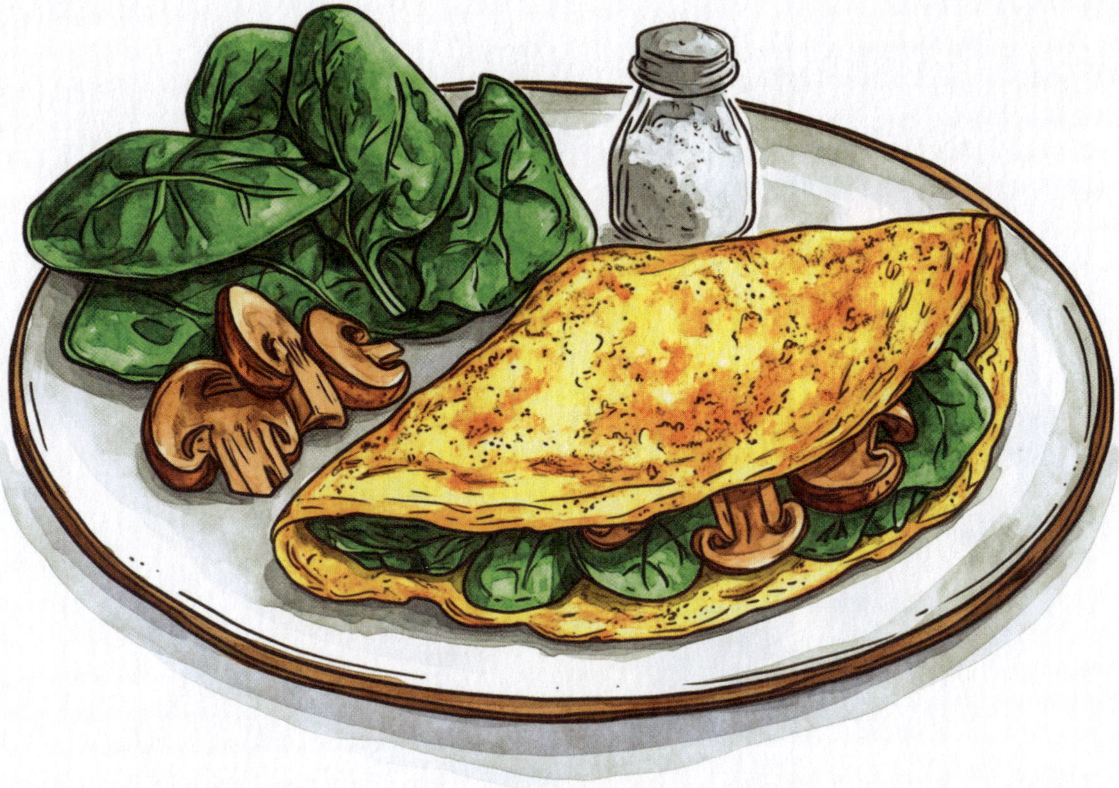

做法

1. 菠菜和香菇分别洗净，香菇切薄片，菠菜切段备用。
2. 在碗中打入鸡蛋，加入姜黄粉、盐和黑胡椒，充分搅拌均匀。
3. 锅中加入橄榄油，将香菇片放入锅中煸炒2分钟，至香菇变软。
4. 加入菠菜段炒匀后倒入蛋液，待底部稍微凝固后，将蛋饼对折，煎至两面金黄即可。

抗炎揭秘

- 姜黄具有强效的抗炎作用，能帮助减轻体内的慢性炎症。搭配橄榄油和黑胡椒可加强姜黄素的吸收。这道早餐富含蛋白质、维生素K和抗氧化剂，可提供能量和减轻炎症。

第二节 午餐篇：为身体加油充电

姜黄鸡肉杂蔬焖饭

烹饪时间 约30分钟

姜黄鸡肉杂蔬焖饭是一道融入浓郁香料与天然食材的中式暖心料理。糙米的清香与姜黄粉的风味相互交融，鲜嫩的鸡肉和多彩的蔬菜在焖煮中释放出丰富的香气。这不仅是一份饱腹的主食，更是一道充满抗炎力量的健康之选，为你的日常饮食增添暖意与活力。

食材

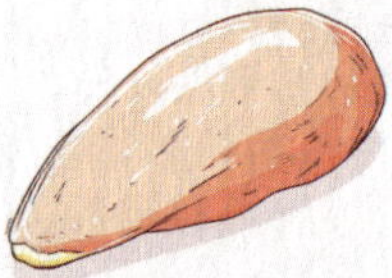
鸡胸肉：200克

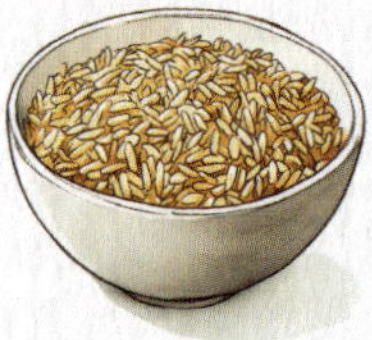
糙米：100克

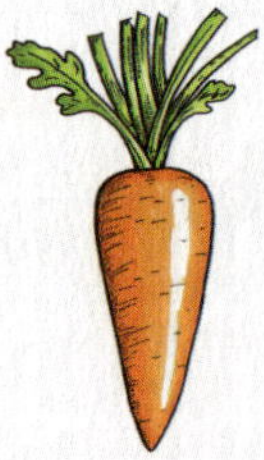
胡萝卜：50克

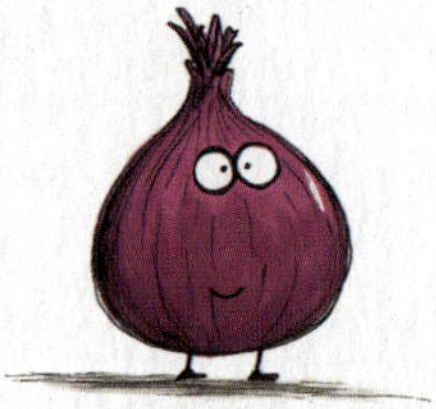
紫洋葱：50克

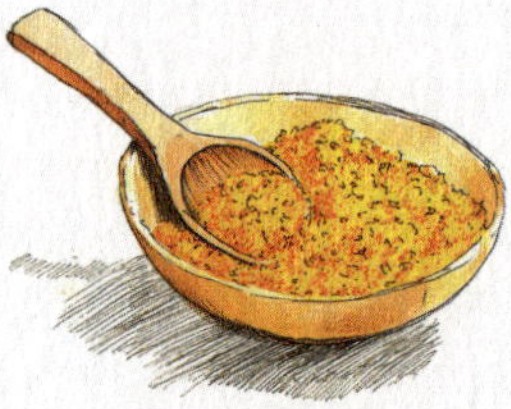
姜黄粉：1/2茶匙

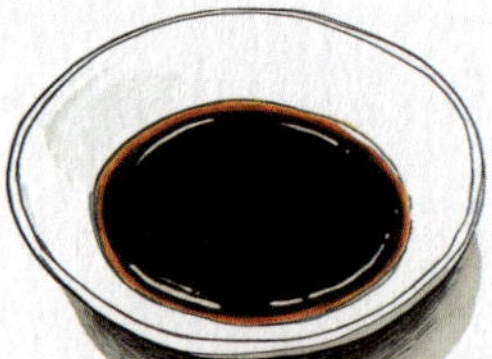
生抽：2汤匙

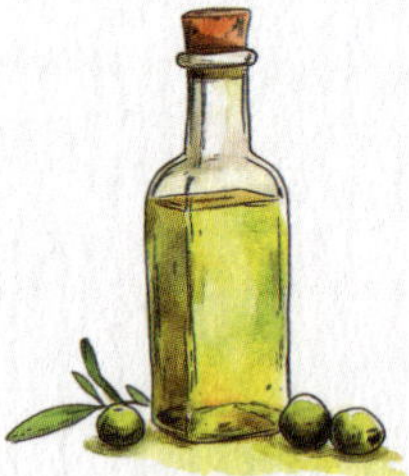
橄榄油：1汤匙

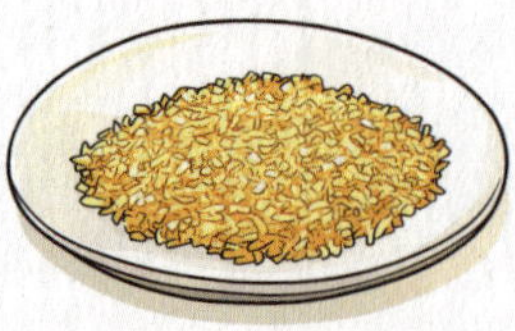
姜末：适量

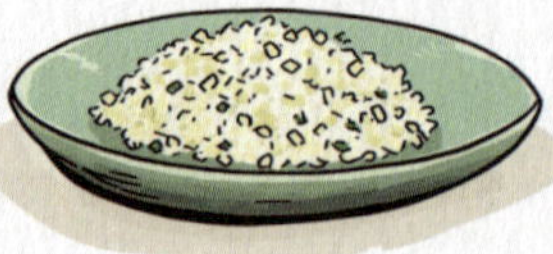
蒜末：3瓣

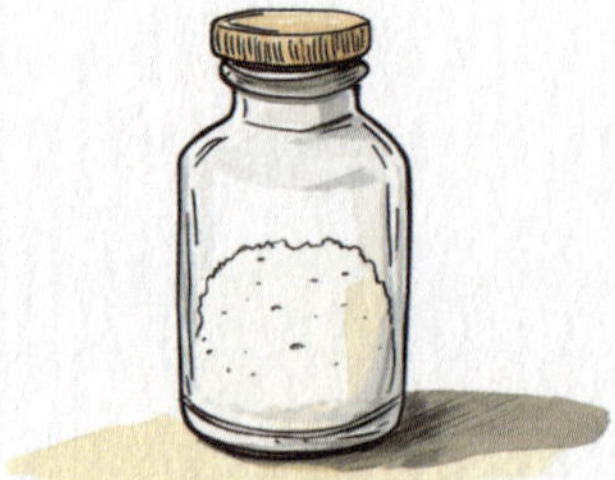
盐：适量

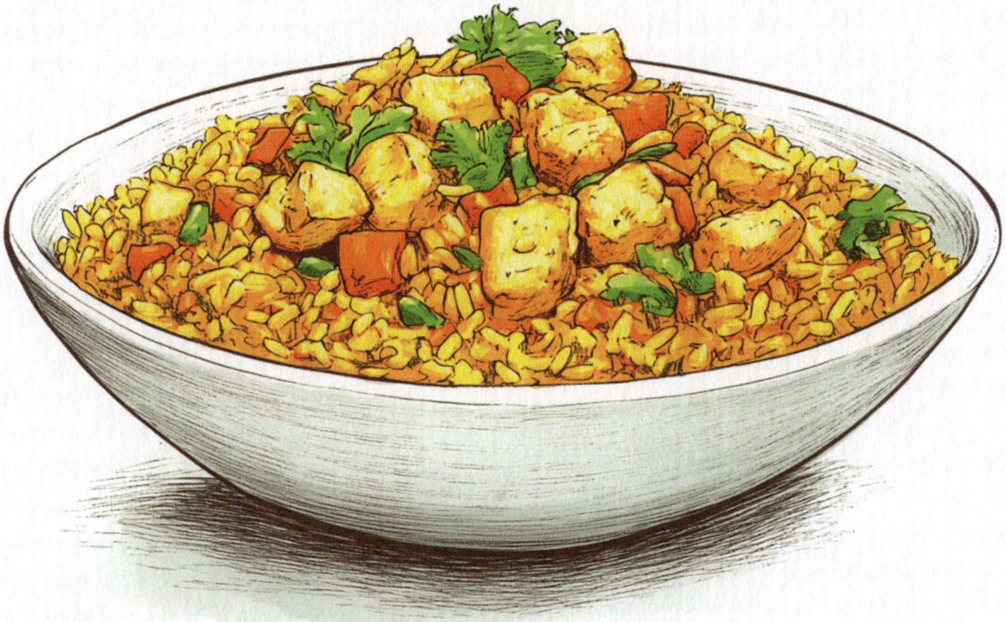

做法

1. 鸡胸肉洗净，切块，用生抽、盐腌制10分钟；紫洋葱、胡萝卜分别洗净，切块；糙米洗净备用。
2. 热锅中加入橄榄油，倒入姜末、蒜末煸香，加入鸡胸肉煎至金黄，加入紫洋葱块、胡萝卜块翻炒均匀后撒入姜黄粉。
3. 把糙米、炒好的时蔬鸡肉倒入电饭煲，加入适量水，搅拌均匀后选择“焖饭”模式蒸熟即可。

抗炎揭秘

- 姜黄粉中的姜黄素具有强大的抗炎功效，能够减轻体内炎症。多种蔬菜提供丰富的抗氧化剂和膳食纤维，帮助保护身体免受慢性病的侵害。

三文鱼藜麦饭

烹饪时间
约20分钟

三文鱼藜麦饭是一道简单而精致的健康料理。藜麦的细腻口感搭配三文鱼的鲜嫩多汁，再加上西蓝花的清爽脆甜，构成了一份营养丰富且色彩明亮的能量碗。在你享受天然食材原味的同时，为你的身体提供全面的滋养。

食材

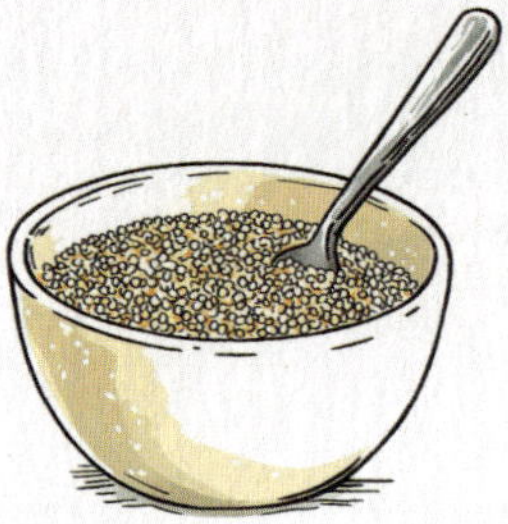

藜麦：50克

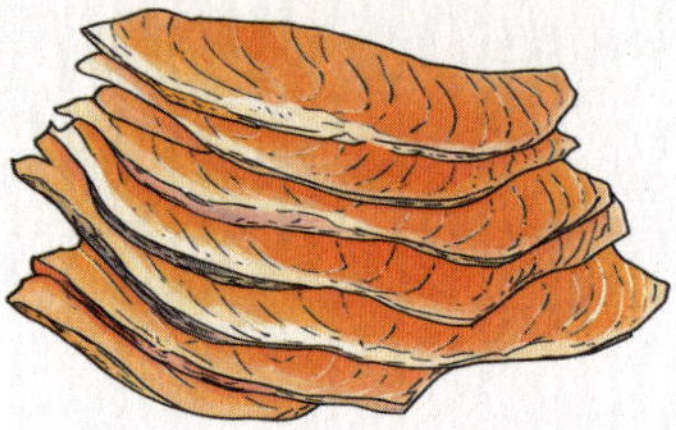

三文鱼：100克

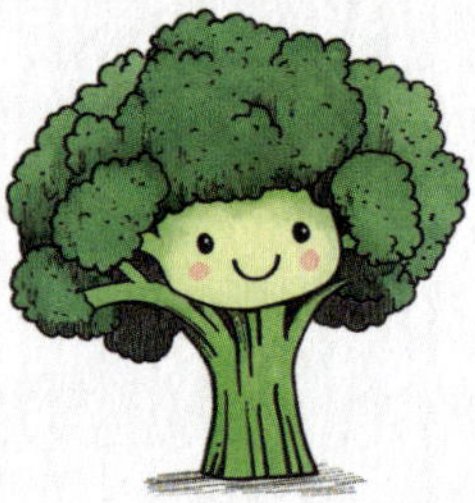

西蓝花：50克

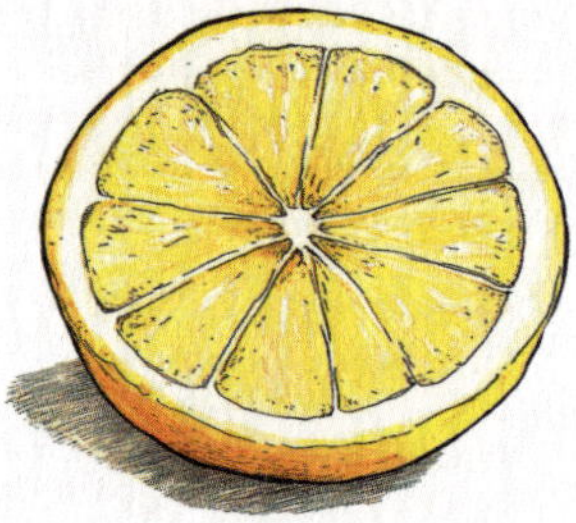

柠檬汁：1茶匙

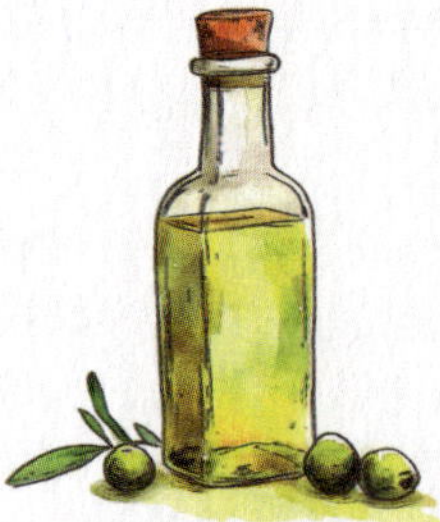

橄榄油：1汤匙

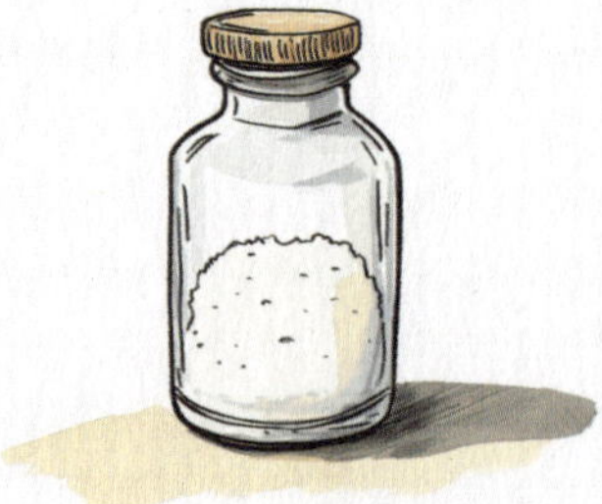

盐：适量

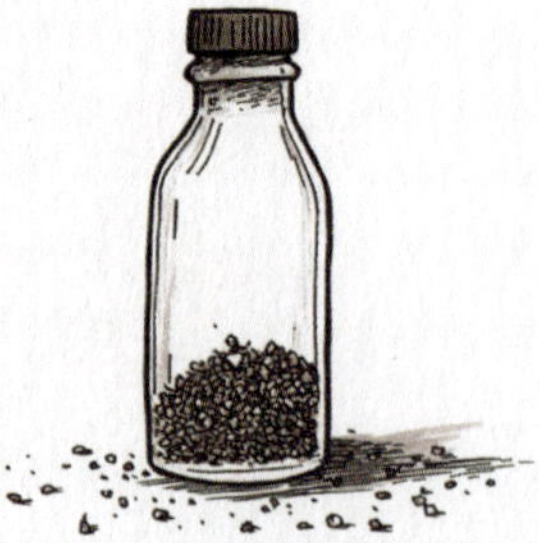

黑胡椒：适量

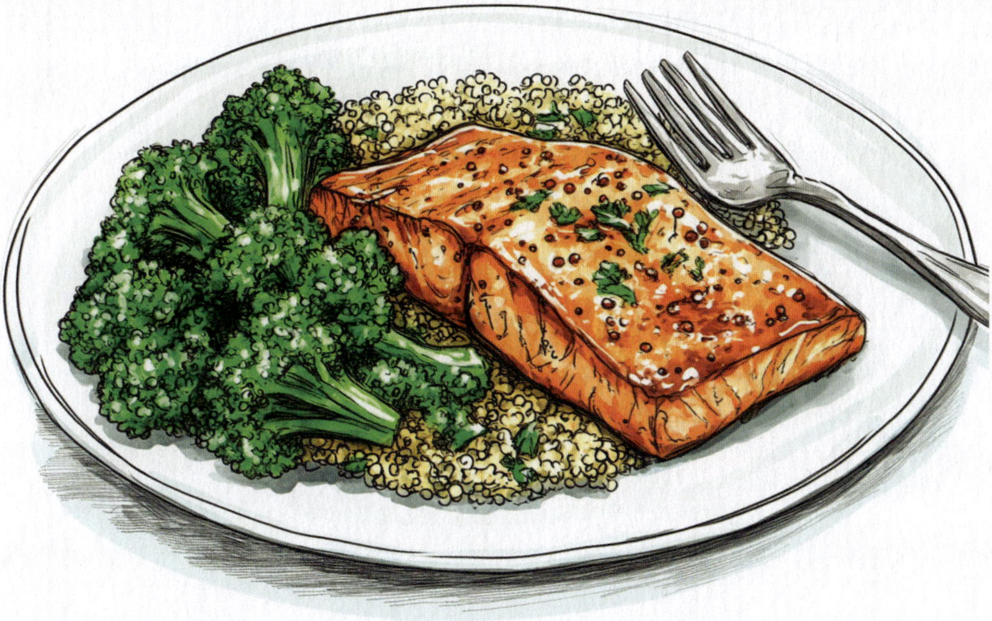

做法

1. 藜麦洗净后煮熟，沥干备用；三文鱼洗净，切块，用柠檬汁、盐和黑胡椒稍微腌制；西蓝花洗净，切小块，焯烫3分钟，沥干备用。
2. 锅中加入橄榄油，将三文鱼块煎至两面金黄熟透。
3. 在碗中加入藜麦，摆上三文鱼和西蓝花即可。

抗炎揭秘

- 藜麦提供高质量的植物蛋白和膳食纤维，有助于控制血糖。西蓝花富含多种抗氧化成分，如硫代葡萄糖苷，具有抗癌作用。三文鱼提供健康脂肪，帮助减轻体内慢性炎症。

虾仁西蓝花饭

烹饪时间
约15分钟

想象一份不用大米却能媲美炒饭口感的健康料理，色彩斑斓，满载自然的清香。这道西蓝花碎无米炒饭，用打碎的西蓝花代替传统米饭，既保留了“炒饭”的经典口感，又充满创新的乐趣。清甜的玉米、脆嫩的胡萝卜，搭配鲜美的虾仁，在姜黄粉的点缀下，不仅味道层次丰富，还焕发出诱人的金黄色。每一口都轻松满足你对营养和口感的双重需求！

食材

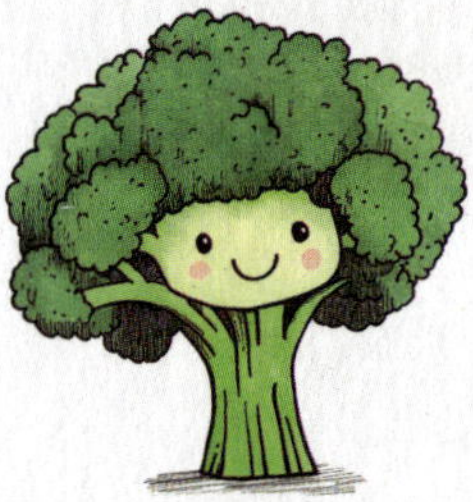
西蓝花：200克

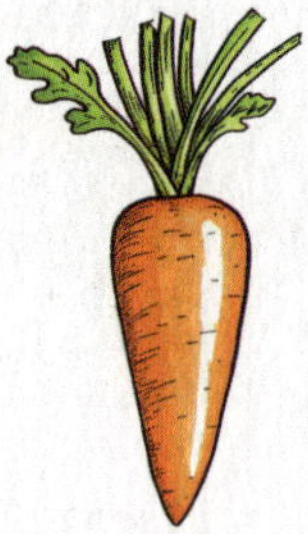
胡萝卜：50克

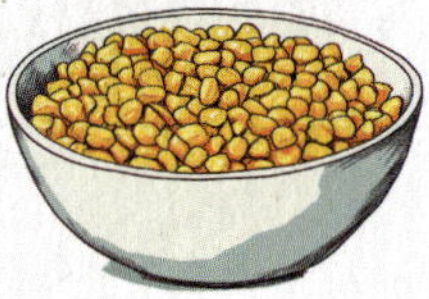
玉米粒：50克

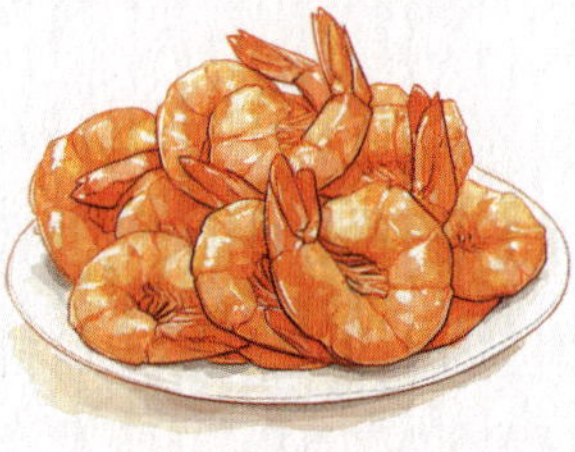
虾仁：100克

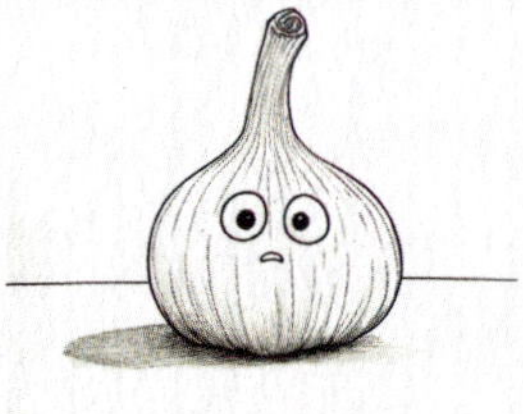
蒜：2瓣

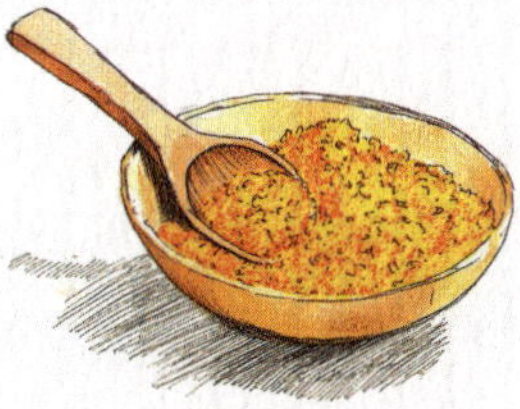
姜黄粉：1/2茶匙

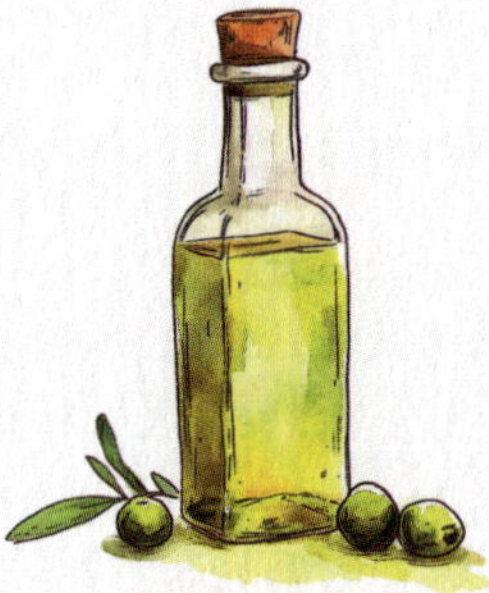
橄榄油：1汤匙

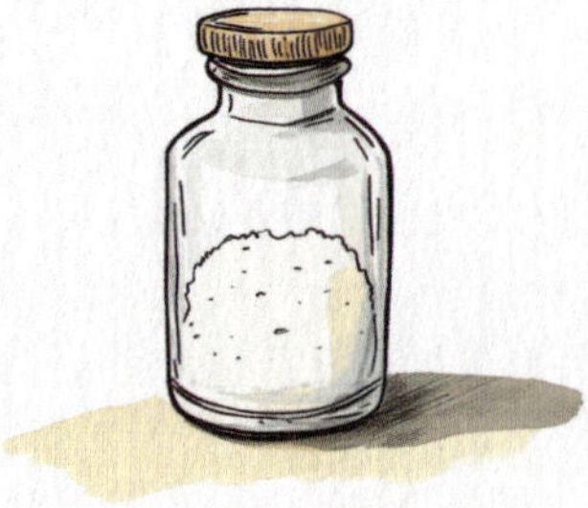
盐：适量

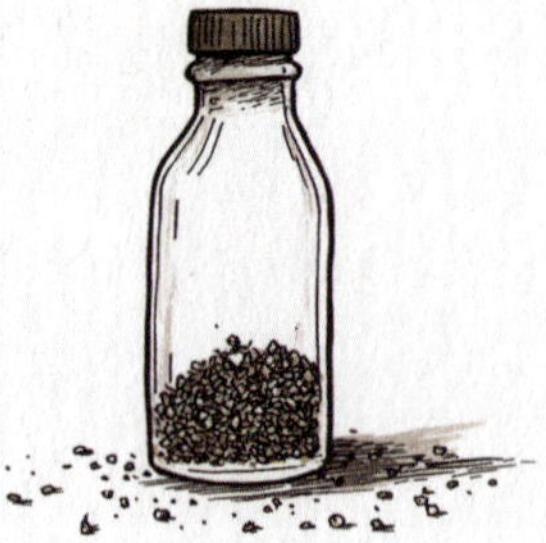
黑胡椒：适量

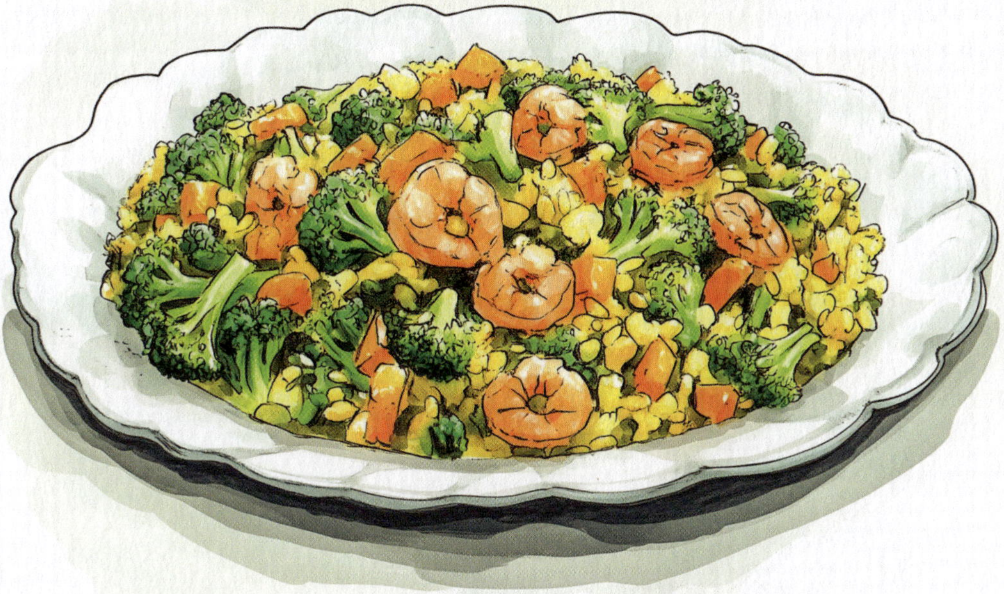

做法

1. 西蓝花洗净，掰成小朵，根茎部分用料理机或手动切成米粒大小的碎块；虾仁洗净，加盐和黑胡椒腌制5分钟；胡萝卜洗净，去皮，切小丁；蒜去皮，切成碎末。
2. 平底锅中加入橄榄油，开中火，加入蒜末煸香，放入胡萝卜丁和玉米粒，翻炒1～2分钟，至稍微软化，加入腌制好的虾仁，翻炒至虾仁变色。
3. 倒入西蓝花碎，翻炒约2分钟，注意不要炒得太软，保持些许脆感。撒入姜黄粉和盐，翻炒均匀即可。

抗炎揭秘

- 西蓝花富含硫代葡萄糖苷，具有抗炎和抗氧化作用，可帮助清除体内自由基。姜黄粉含姜黄素，其为强大的天然抗炎成分，可减轻慢性炎症。虾仁为优质蛋白来源，低脂肪且含丰富的ω-3脂肪酸，有助于降低炎症反应。胡萝卜中的β-胡萝卜素和玉米中的膳食纤维有助于保护血管健康。

三文鱼菠菜意大利面

烹饪时间 约15分钟

三文鱼菠菜意大利面是一道清新的西式主食。三文鱼的鲜嫩与菠菜的自然清香相得益彰，意大利面的筋道口感将所有味道串联起来。这份简单易做的美味，不仅满足了人们对营养的需求，也为繁忙的日子带来一份轻松感。

食材

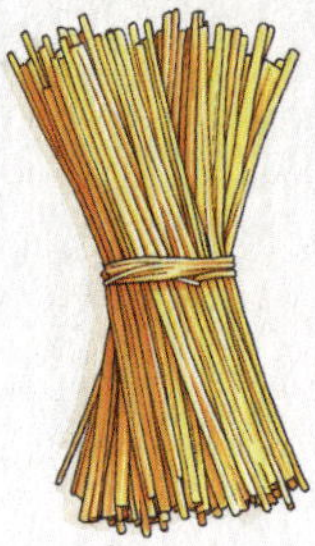

意大利面：80克

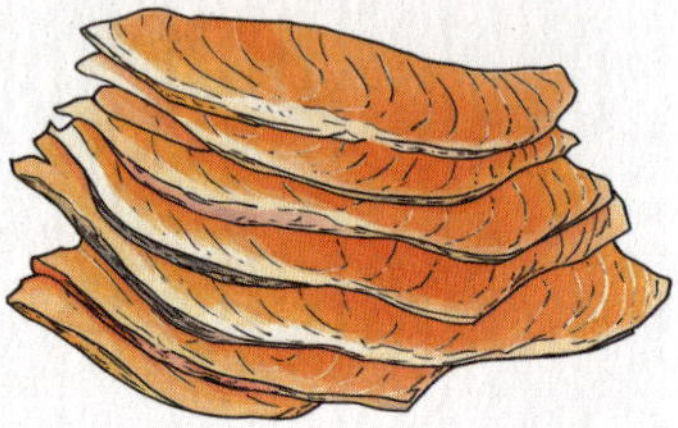

三文鱼：100克

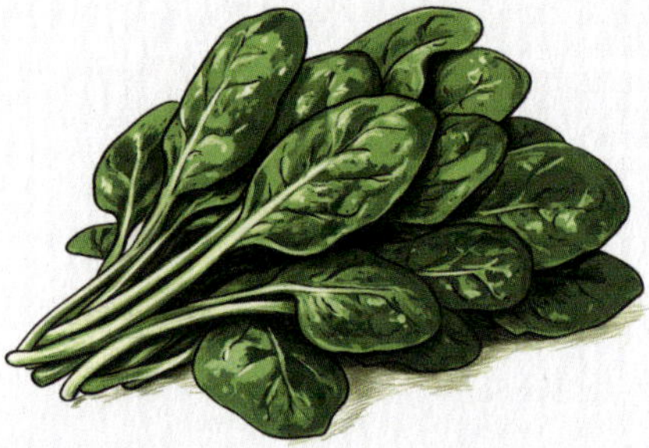

菠菜：100克

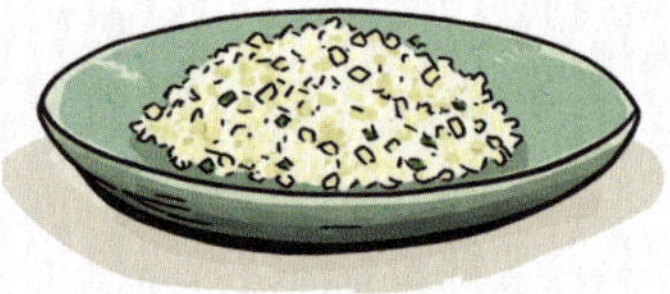

蒜末：1茶匙

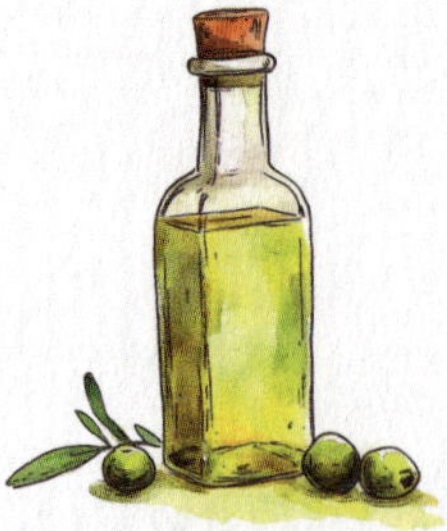

橄榄油：1汤匙

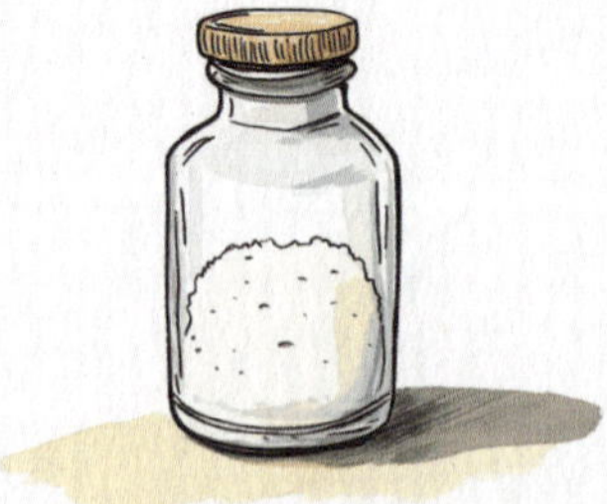

盐：适量

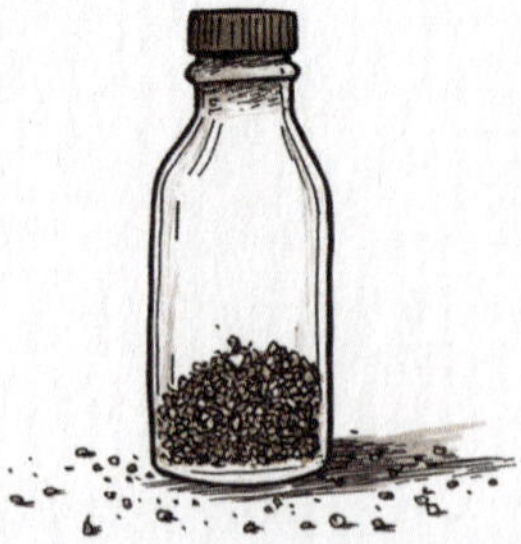

黑胡椒：适量

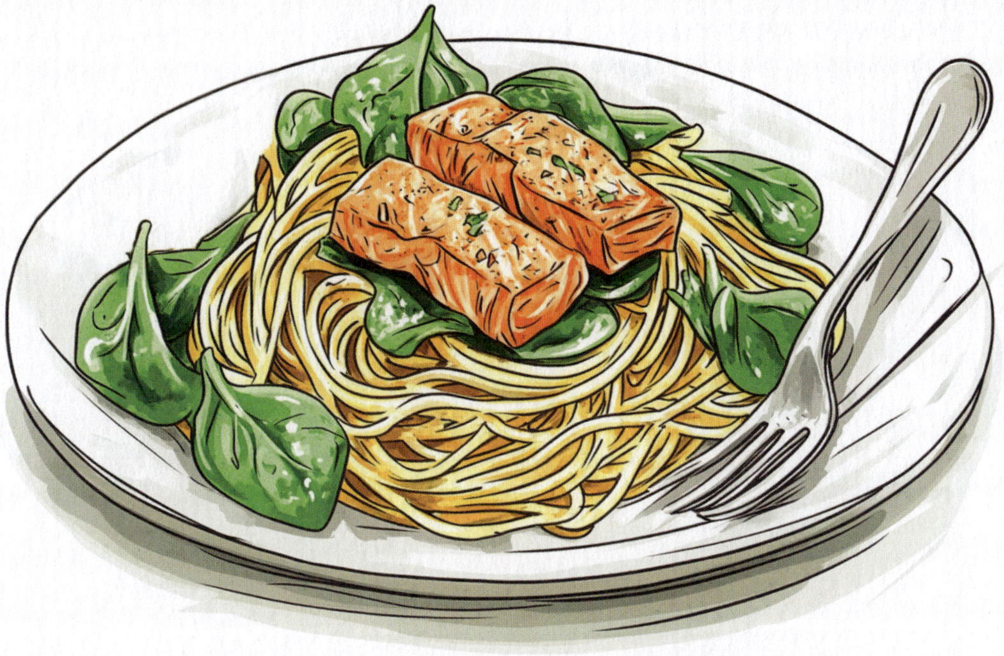

做法

1. 意大利面按照包装说明煮熟，沥干备用。
2. 三文鱼洗净，切块，撒少许盐和黑胡椒腌制5分钟；菠菜洗净，切段。
3. 锅中加入橄榄油，煸香蒜末后放入三文鱼块，煎至两面金黄，加入菠菜炒软。将煮好的意大利面倒入锅中，加盐调味，拌匀即可。

抗炎揭秘

- 三文鱼富含ω-3脂肪酸，具有抗炎功效，可以保护心血管健康。菠菜富含抗氧化剂，能够有效对抗炎症并保护细胞。意大利面选择全麦款可增加膳食纤维的摄入量，有助于稳定血糖水平。

番茄金针菇鸡丝面

烹饪时间
约20分钟

在热腾腾的汤锅中，番茄的酸甜和金针菇的鲜香缓缓散开，荞麦面的清香被汤汁紧紧包裹，鸡丝的嫩滑更是每一口的点睛之笔。这道菜以其朴实的组合和天然的风味，为忙碌的日子带来了一份简单却满足的慰藉，无须多余的修饰，便足以治愈人心。

食材

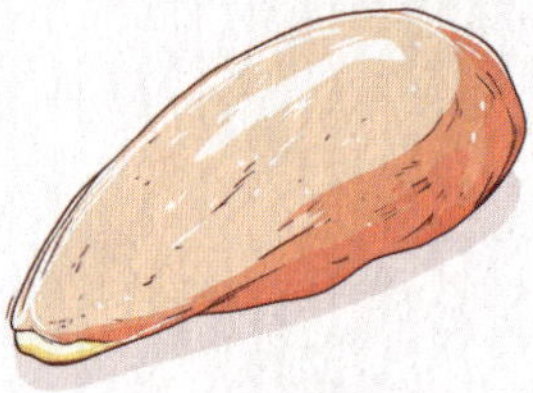

鸡胸肉：100克

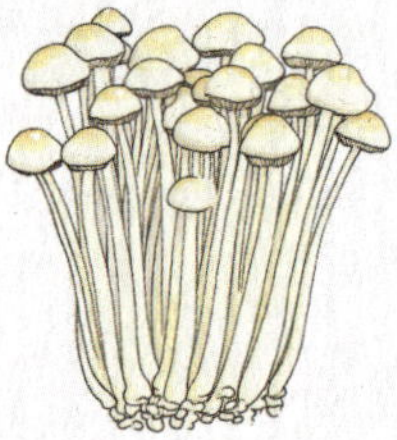

金针菇：50克

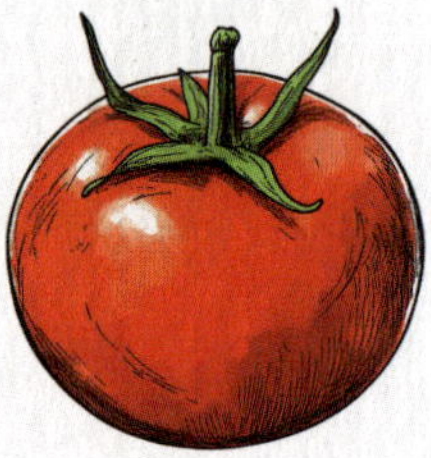

番茄：1个

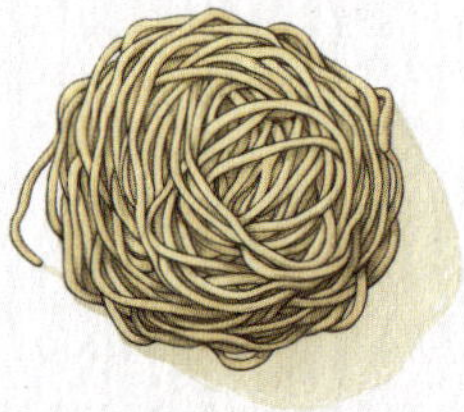

荞麦面：100克

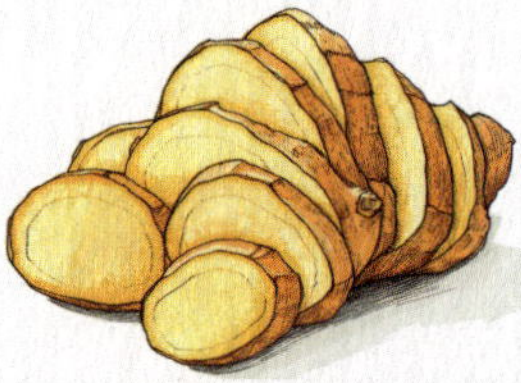

姜片：3片

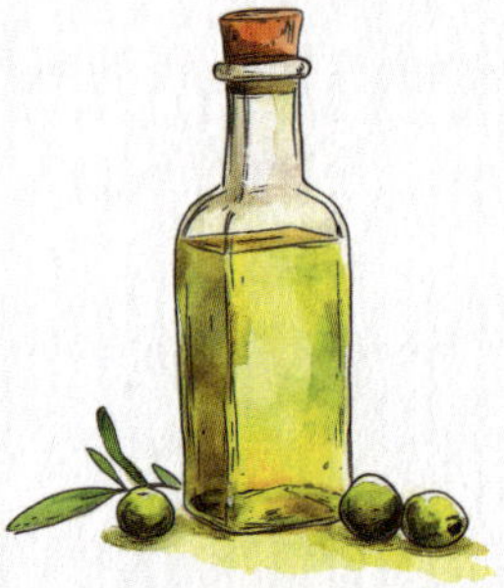

橄榄油：1汤匙

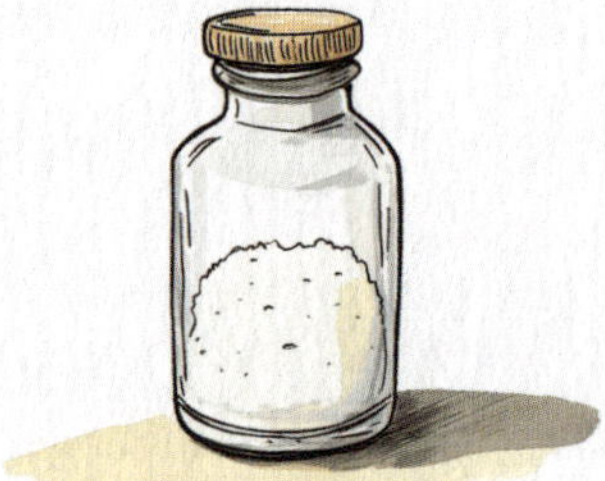

盐：适量

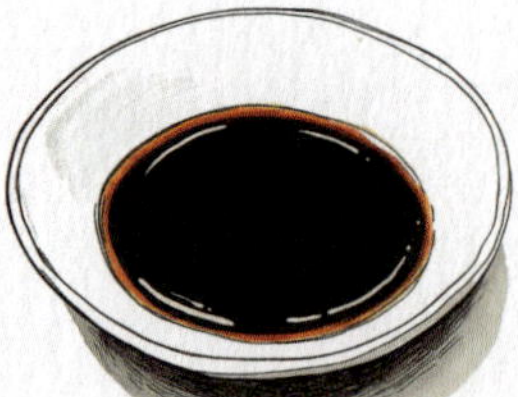

生抽：1茶匙

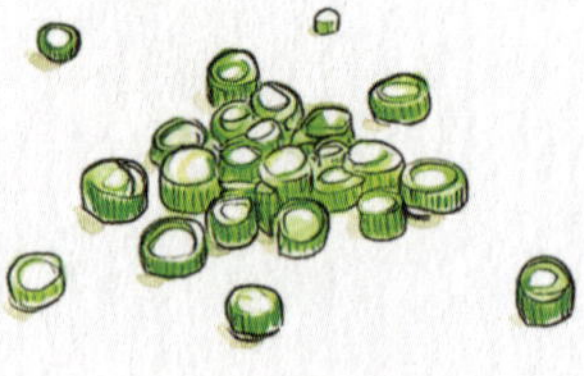

葱花：适量

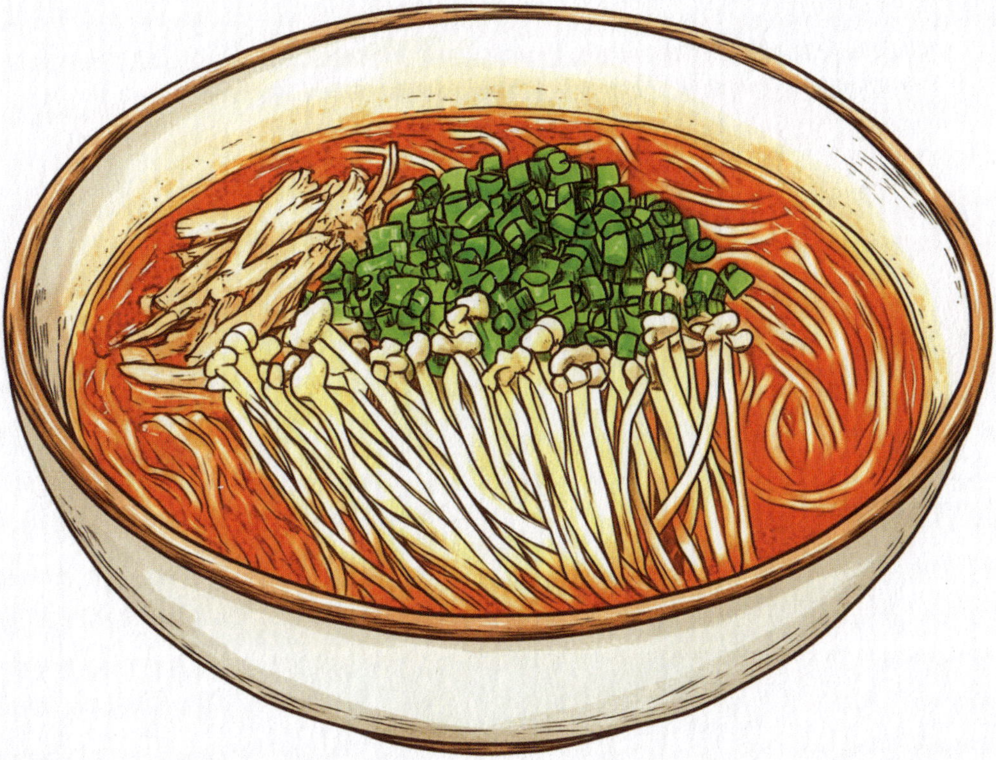

做法

1. 鸡胸肉洗净，煮熟后撕成鸡丝；番茄洗净，切块；金针菇洗净备用；荞麦面煮熟，沥干备用。
2. 锅中加入橄榄油，爆香姜片，加入番茄块炒软，加入金针菇和鸡丝，翻炒均匀，加入生抽和适量水煮开，加入荞麦面，煮1分钟后加盐调味，撒上葱花即可。

抗炎揭秘

- 番茄中的番茄红素是一种强效抗氧化剂，能帮助减轻炎症。荞麦面富含膳食纤维，有助于控制血糖。鸡胸肉提供丰富的优质蛋白，可以修复肌肉和调节免疫力。

五彩蔬菜藜麦沙拉

烹饪时间 **约20分钟**

这道五彩蔬菜藜麦沙拉不仅清新爽口，还能帮你扫除体内潜在的“火焰”。每一粒藜麦，每一片蔬菜，都在默默守护着你的健康，让你在享受美食的同时，感受到满满的幸福感！

食材

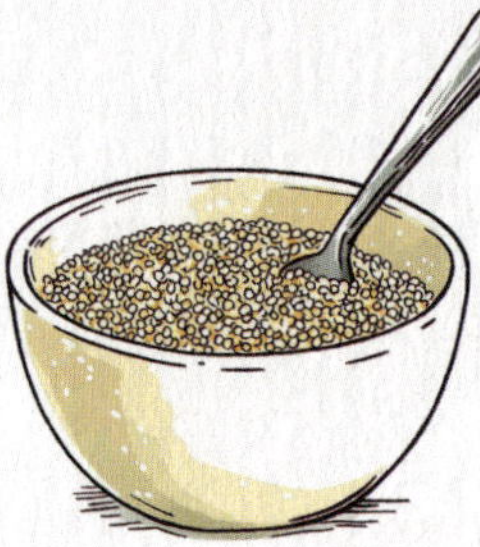

藜麦：1杯

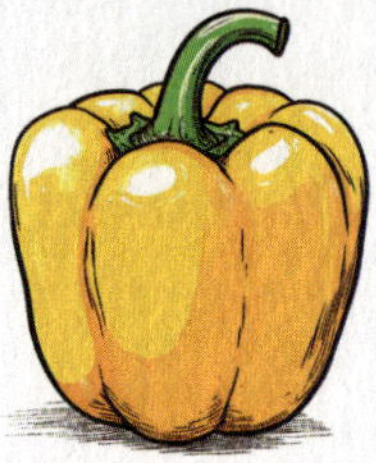

黄彩椒：半个

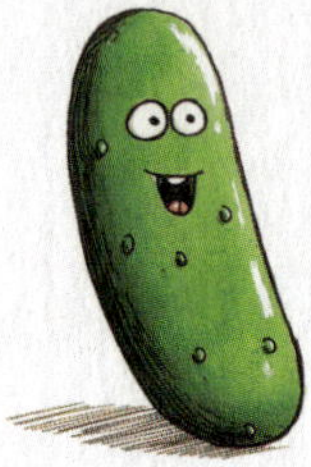

小黄瓜：1根

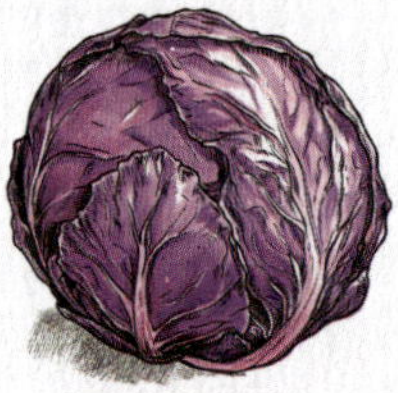

紫甘蓝：1/2颗

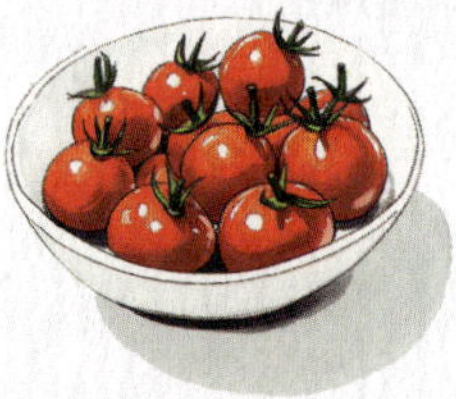

圣女果：8颗

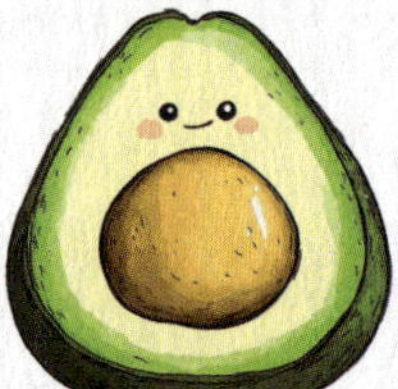

牛油果：半个

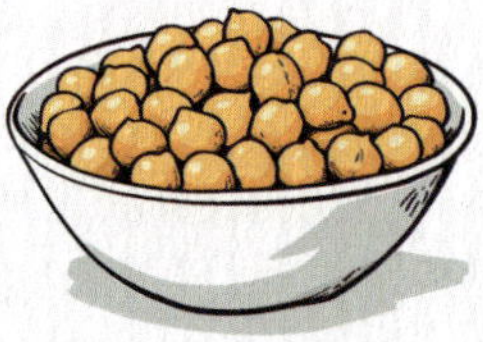

鹰嘴豆：1/2杯

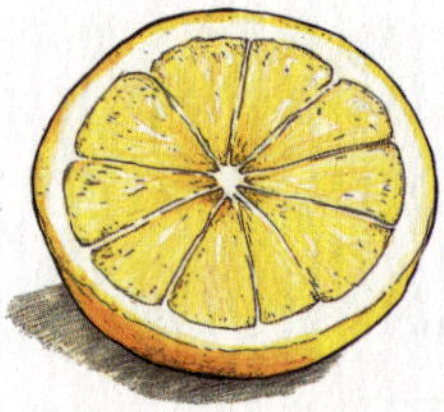

柠檬：半个

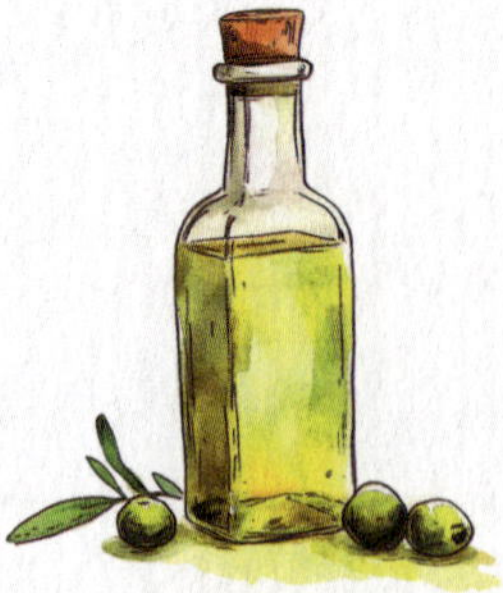

橄榄油：2汤匙

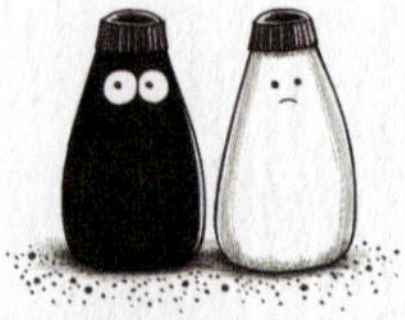

盐和黑胡椒：适量

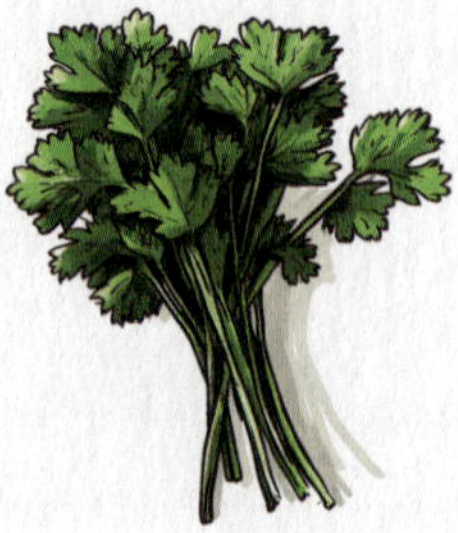

香菜：适量

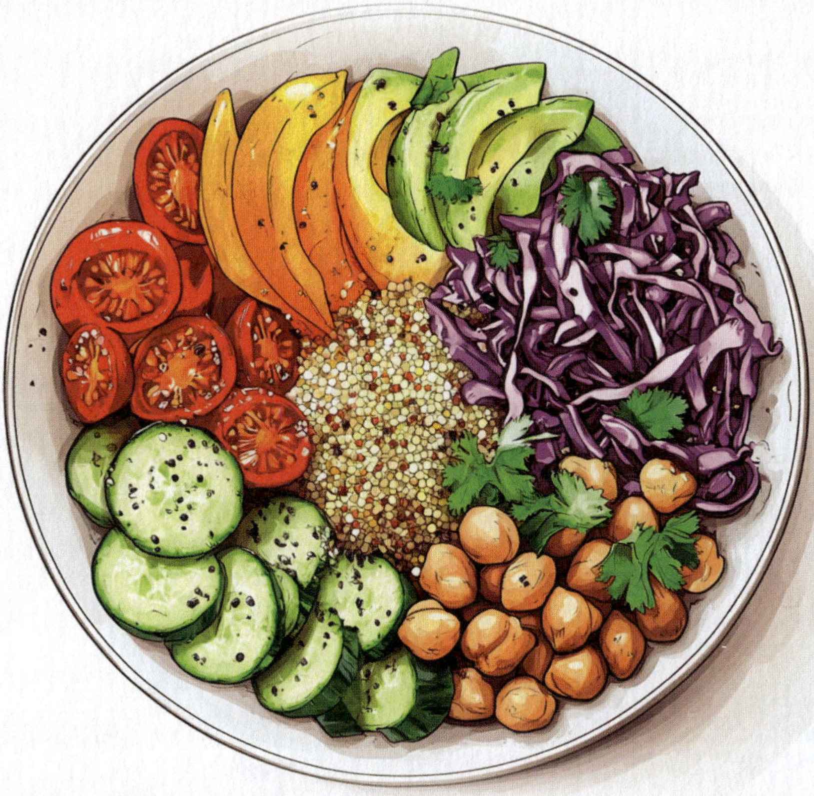

做法

1. 藜麦洗净，放入锅中，加入2杯水，煮沸后转小火，盖上盖子煮约15分钟，直到水完全吸收，藜麦变得松软；鹰嘴豆煮熟备用；香菜洗净，切末。
2. 将黄彩椒、小黄瓜、紫甘蓝、圣女果和牛油果分别洗净，黄彩椒切条，紫甘蓝切丝，小黄瓜切片，圣女果对半切开，牛油果取肉切片。
3. 上述食材混合在一个大碗中，加入煮熟的藜麦，挤入新鲜柠檬汁，加入橄榄油和煮熟的鹰嘴豆，撒上盐、黑胡椒、香菜末即可。

抗炎揭秘

- 藜麦富含植物蛋白，有助于减轻体内炎症。黄彩椒富含维生素C和类胡萝卜素，有助于中和自由基，减少炎症因子的生成。紫甘蓝含有丰富的花青素，能减轻慢性炎症并保护细胞。牛油果富含单不饱和脂肪酸和维生素E，有助于抑制炎症反应。鹰嘴豆提供了丰富的植物蛋白和膳食纤维。这道沙拉不仅色彩丰富，更为你的身体注入健康力量！

煎彩椒虾仁沙拉

烹饪时间 约15分钟

煎彩椒虾仁沙拉是一道简单的健康料理。虾仁的鲜嫩与彩椒的甘甜相呼应，微煎后的紫洋葱更添一抹柔和香气，搭配脆爽的生菜与柠檬汁的清新，每一口都带来丰盈的满足感。

食材

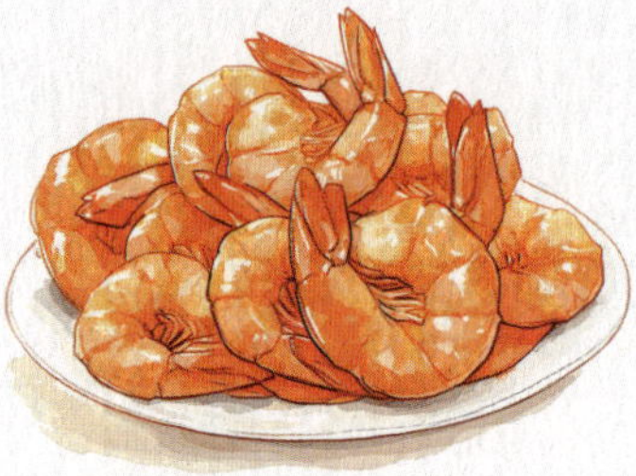

虾仁：100克

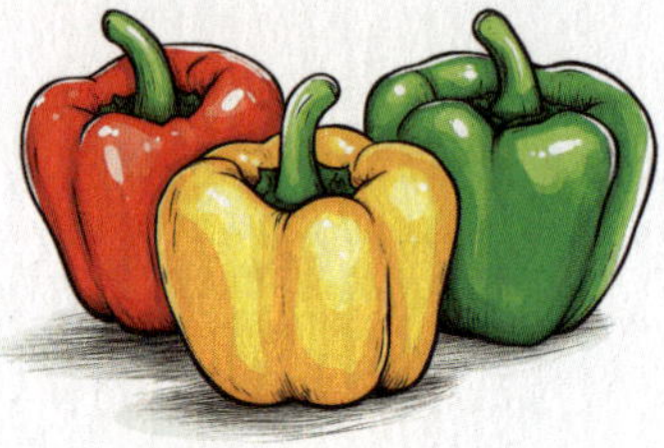

彩椒（红、黄、绿）：各1/3个

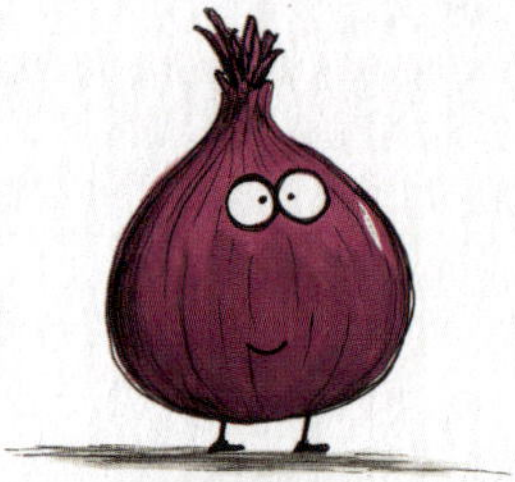

紫洋葱：1/4个

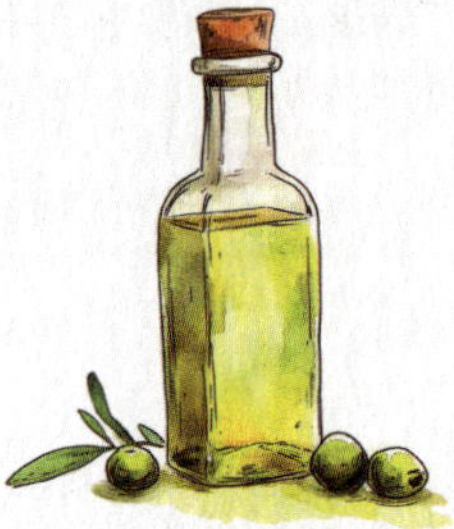

橄榄油：1汤匙

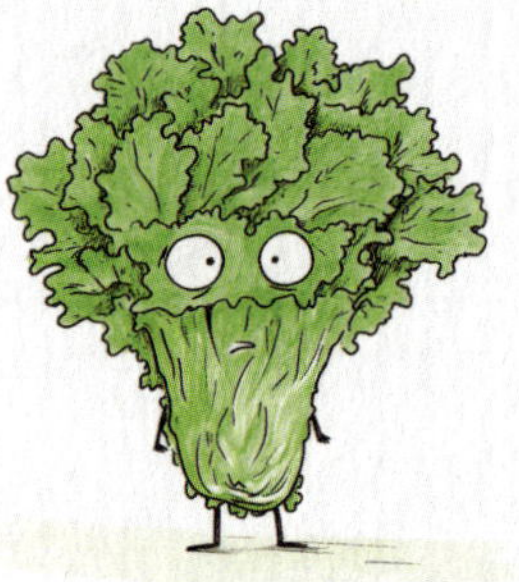

生菜：适量

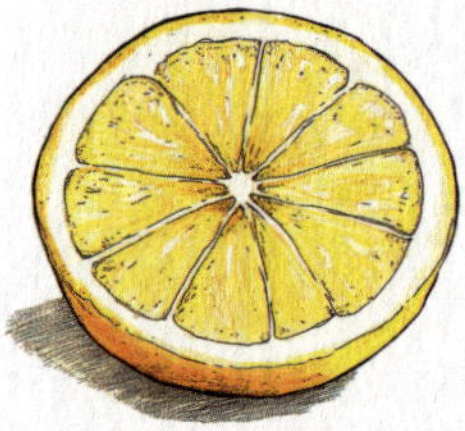

柠檬汁：1茶匙

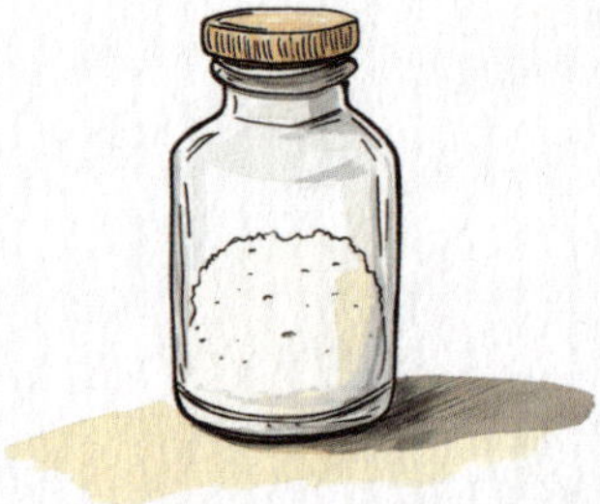

盐：适量

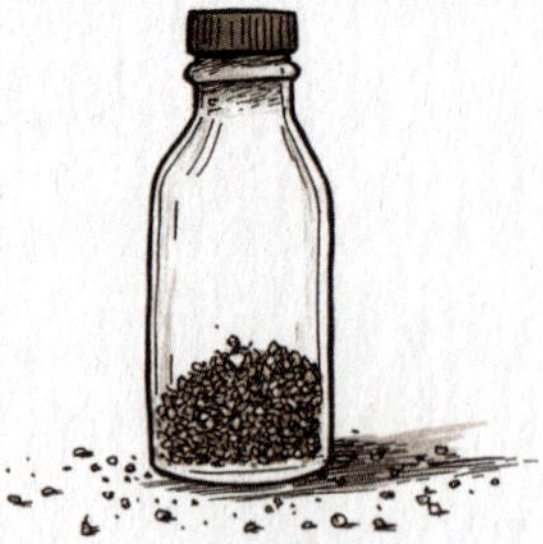

黑胡椒：适量

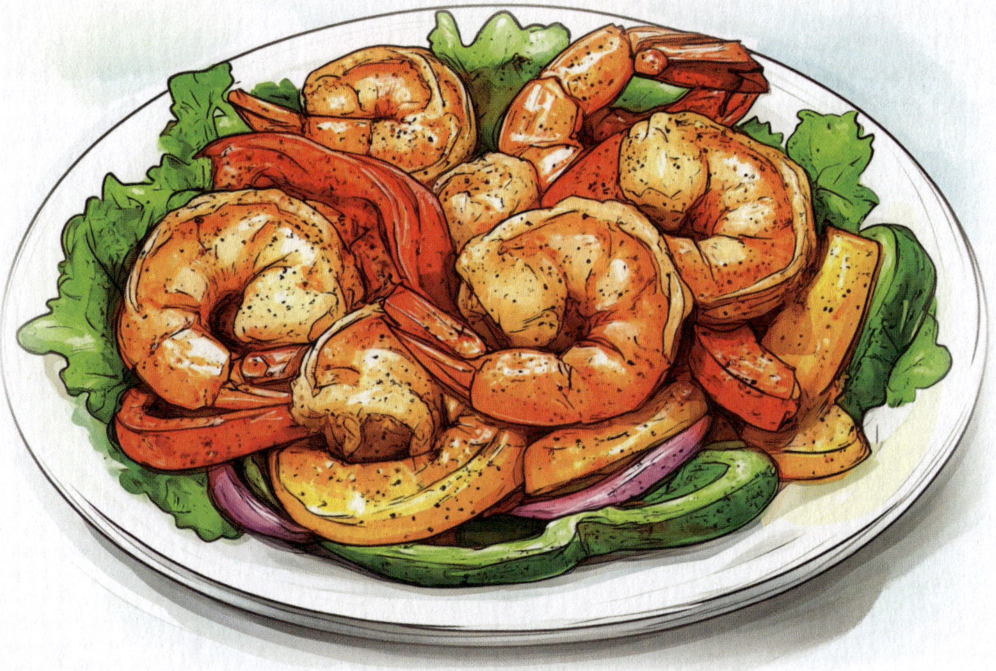

做法

1. 虾仁洗净，备用；彩椒和紫洋葱分别洗净，切丝；生菜洗净备用。
2. 锅中加入橄榄油，煎虾仁至两面金黄，盛出备用。
3. 锅留底油，放入彩椒丝和洋葱丝煎至略软。
4. 将生菜铺在沙拉盘底，加入煎好的虾仁、彩椒和洋葱，挤上柠檬汁，撒上盐和碾碎的黑胡椒调味即可。

抗炎揭秘

- 虾仁富含ω-3脂肪酸和优质蛋白，能帮助减轻体内炎症。彩椒富含维生素C和β-胡萝卜素，是强效的抗氧化剂，可以对抗自由基和炎症。

牛排秋葵沙拉

烹饪时间 约20分钟

鲜嫩的牛排带来浓郁的满足感，秋葵和口蘑则以其天然的清新口感与软滑质地平衡了牛排的浓烈滋味。这道菜既展现了牛排的扎实口感，又融入了蔬菜的清爽，让人焕发活力与能量。

食材

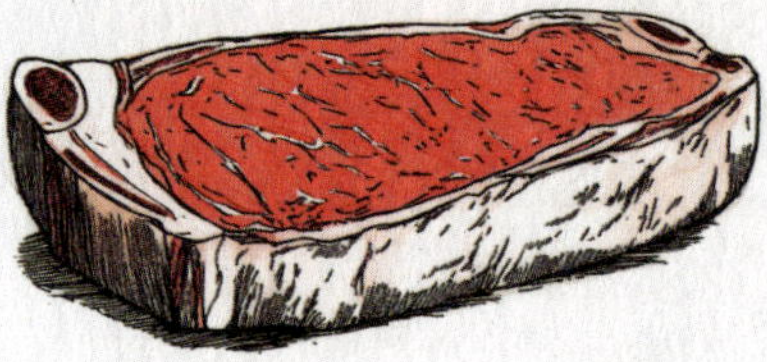

牛排：150克

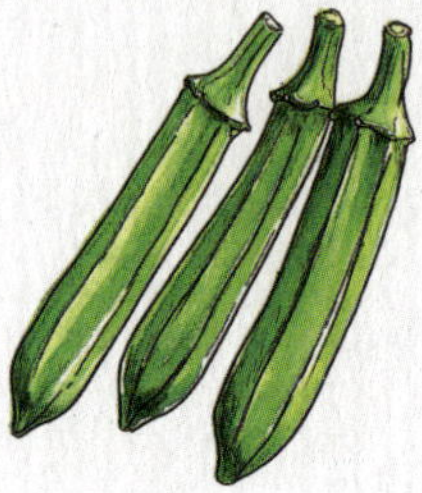

秋葵：100克

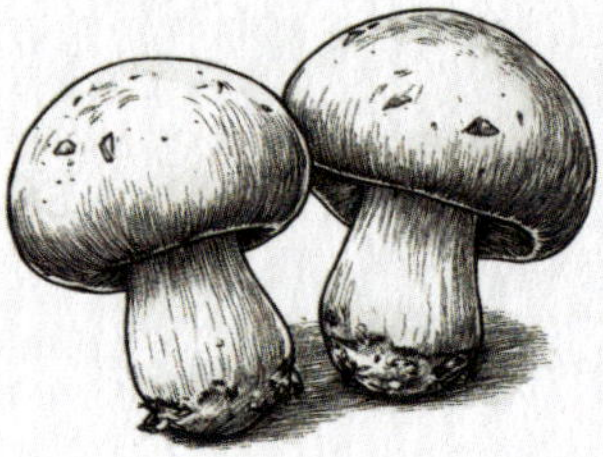

口蘑：80克

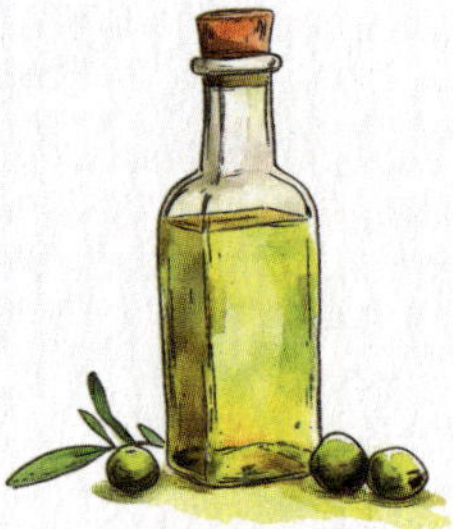

橄榄油：1汤匙

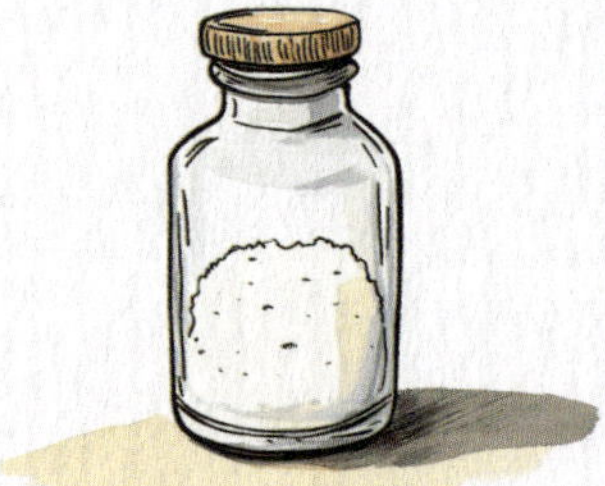

盐：适量

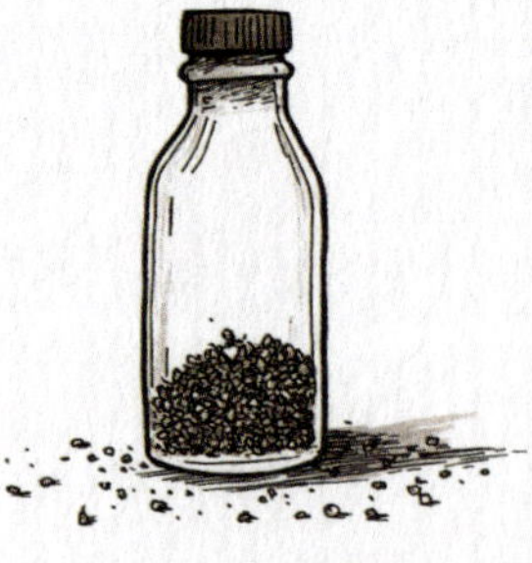

黑胡椒：适量

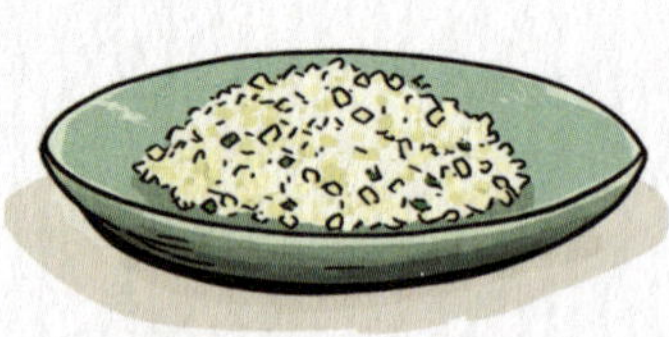

蒜末：1茶匙

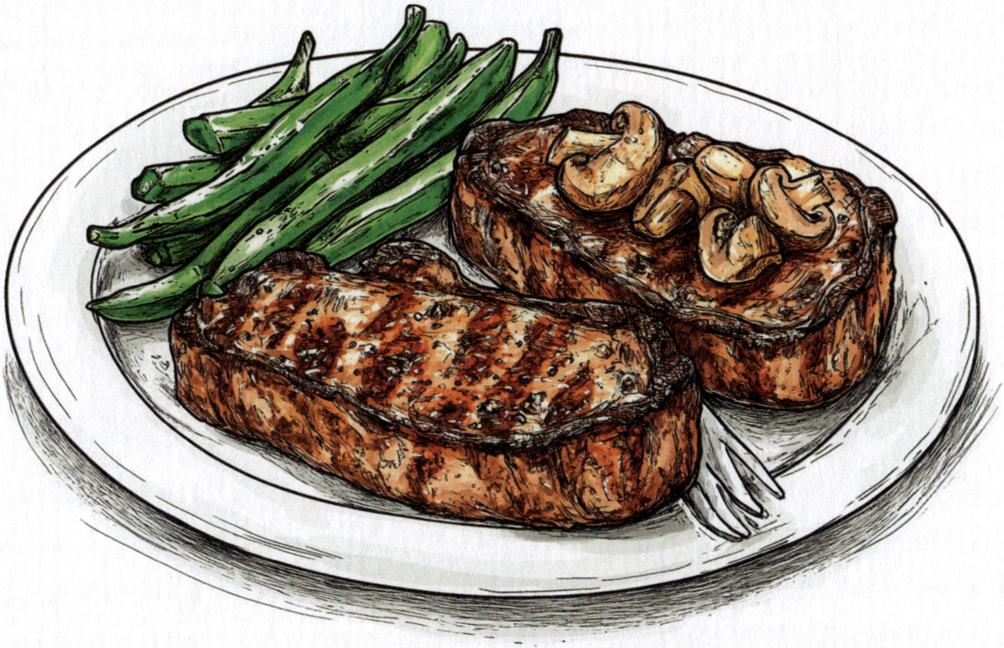

做法

1. 秋葵洗净备用；口蘑洗净，切块；牛排洗净备用。
2. 在平底锅中加入橄榄油，将牛排放入锅中，中火煎至两面金黄，加盐和黑胡椒调味，盛出放入盘中。
3. 锅中留底油，加蒜末煸香，放入秋葵和口蘑块，翻炒3分钟，至秋葵变软后盛出。
4. 将炒好的秋葵和口蘑块放在盘中，搭配牛排，即可享用。

抗炎揭秘

- 牛排富含铁、锌和蛋白质，有助于促进细胞修复和调节免疫力。秋葵富含黏液蛋白，有益于肠道健康。口蘑富含维生素D和多种矿物质，能调节免疫力并有助于维持骨骼健康。

时蔬五香煎豆腐

烹饪时间 约15分钟

时蔬五香煎豆腐是一道充满家常烟火气的健康素食。煎豆腐的外酥里嫩与彩椒和胡萝卜的自然清甜交织，再加上五香粉的独特香气，让每一口都带来惊喜的味觉体验。

食材

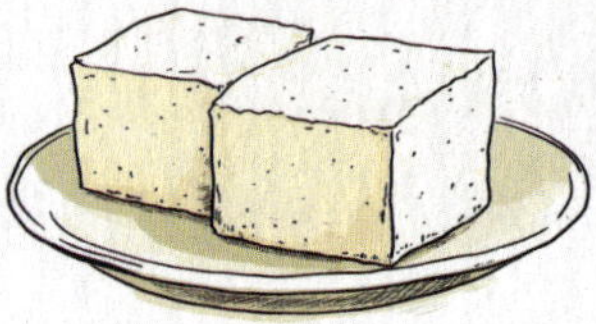
豆腐：200克

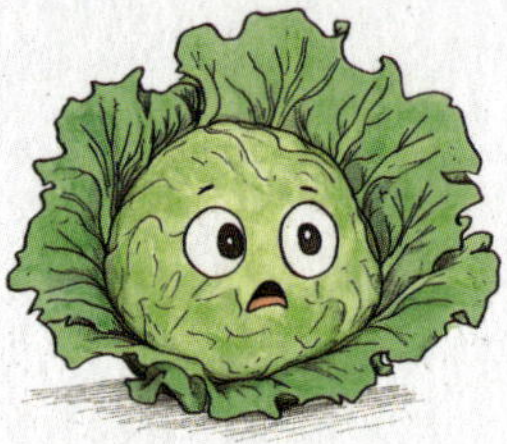
圆白菜：100克

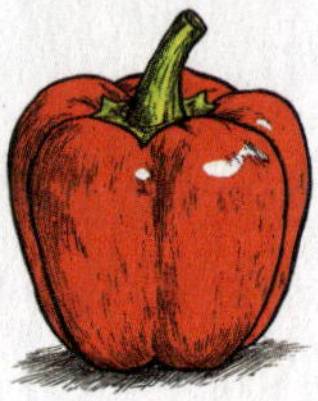
红彩椒：50克

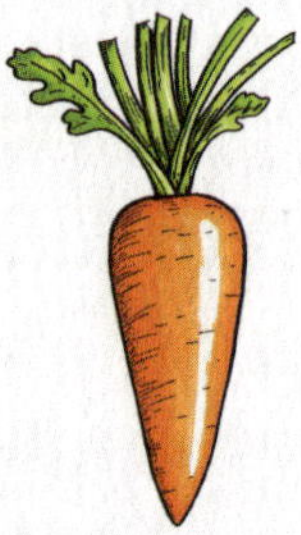
胡萝卜：50克

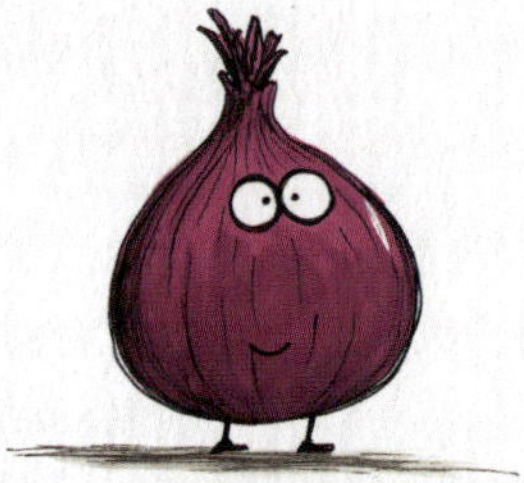
洋葱：1/4个

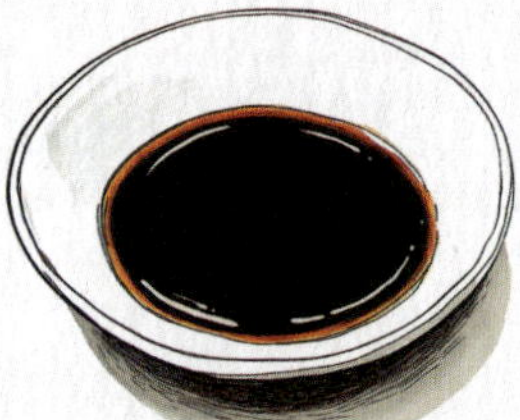
生抽：1汤匙

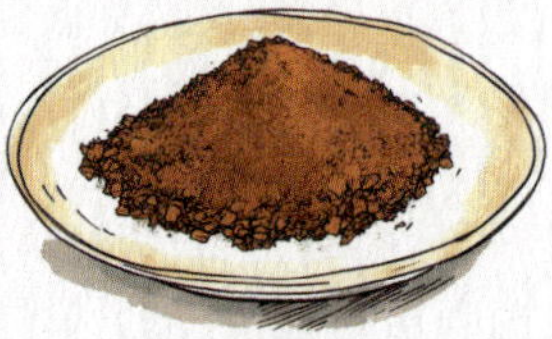
五香粉：1/2茶匙

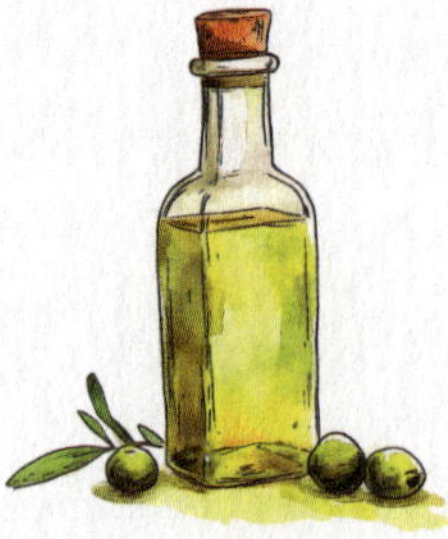
橄榄油：1汤匙

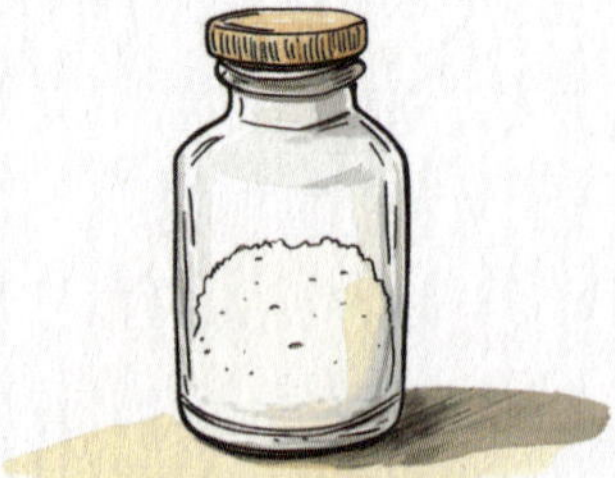
盐：适量

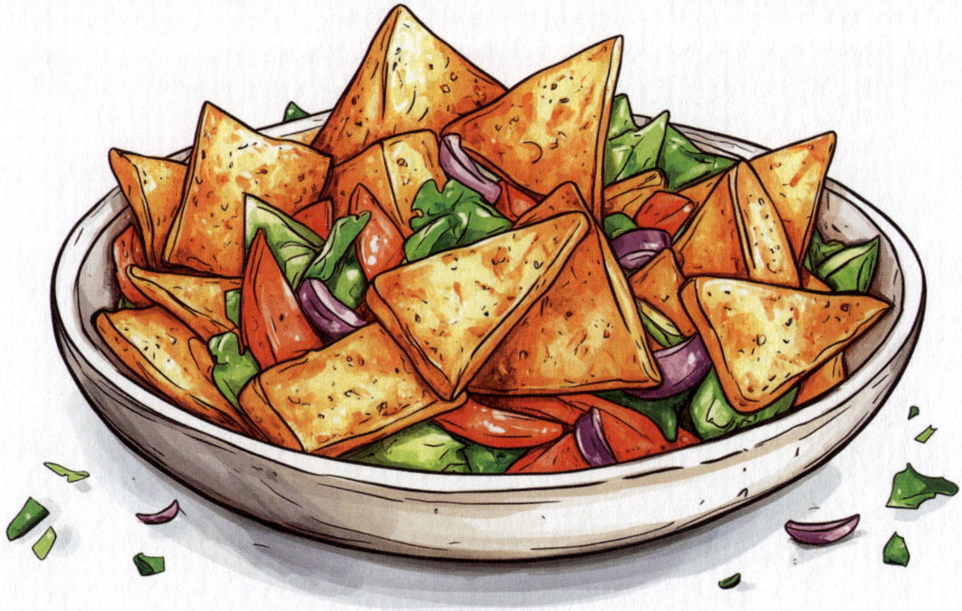

做法

1. 豆腐洗净，切片；红彩椒、胡萝卜、圆白菜和洋葱分别洗净，胡萝卜去皮，切片；红彩椒去蒂除子，切条；洋葱切丝。
2. 锅中加入橄榄油，将豆腐煎至两面金黄，盛出备用。
3. 锅中留底油，加入红彩椒条、胡萝卜片、圆白菜片、洋葱丝翻炒3分钟至蔬菜变软，加入煎好的豆腐、生抽、五香粉和盐，翻炒均匀即可。

抗炎揭秘

- 豆腐是植物蛋白的良好来源，易消化，适合抗炎和减糖。红彩椒和胡萝卜富含抗氧化剂，有助于减少体内炎症。五香粉提供丰富的香味，无须额外添加过多的盐，既健康又美味。

无水焖鸡腿蔬菜锅

烹饪时间 约20分钟（不含腌制时间）

无水焖鸡腿蔬菜锅是一道将原汁原味发挥到极致的健康料理。无须额外添水，食材自身的汁液慢慢渗透，鲜嫩的鸡腿肉与多种蔬菜在焖煮中融合出浓郁的自然香气。每一口都饱含丰富的营养和清新的滋味，既满足了味蕾，又让身体得以轻松享受健康馈赠。

食材

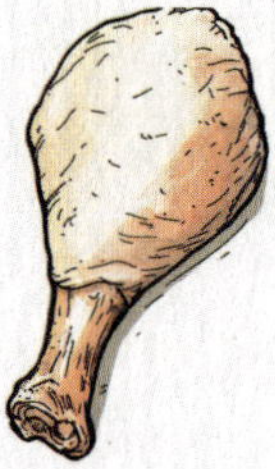
鸡腿肉：200克

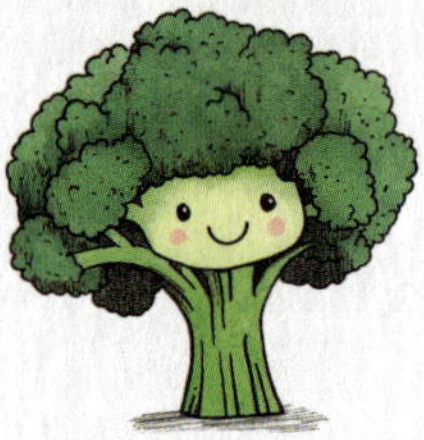
西蓝花：100克

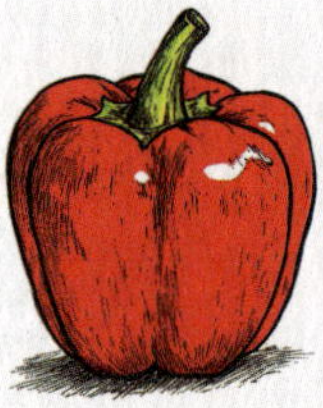
红彩椒：50克

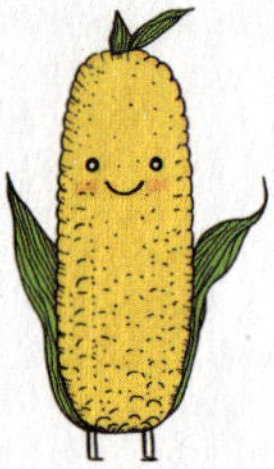
玉米：1根

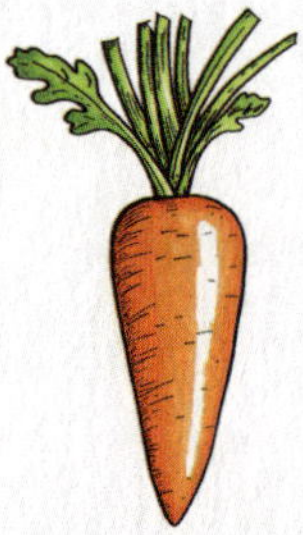
胡萝卜：1根

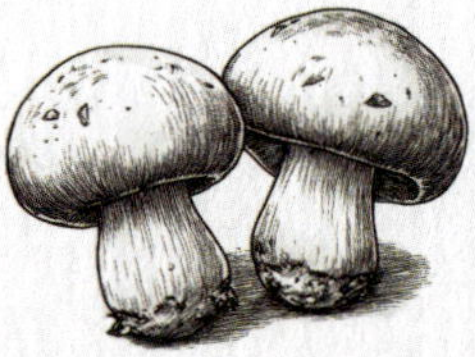
口蘑：50克

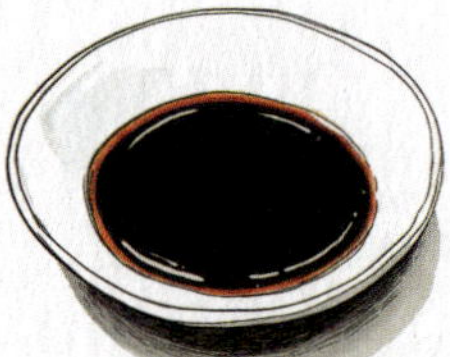
生抽：1汤匙

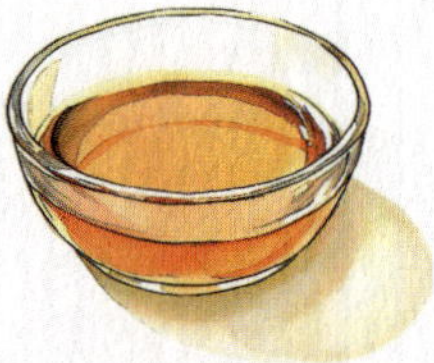
料酒：1汤匙

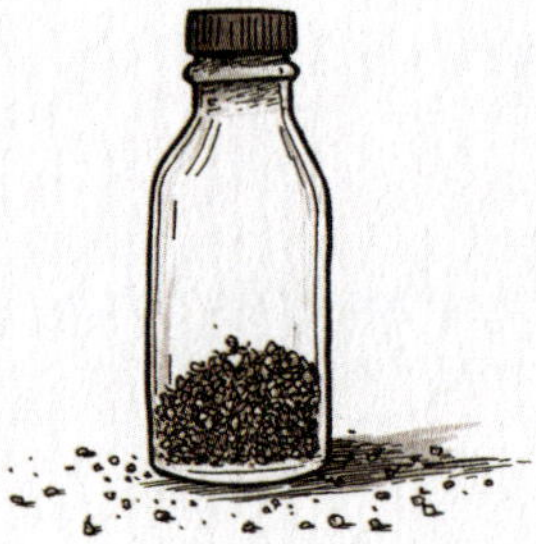
黑胡椒：适量

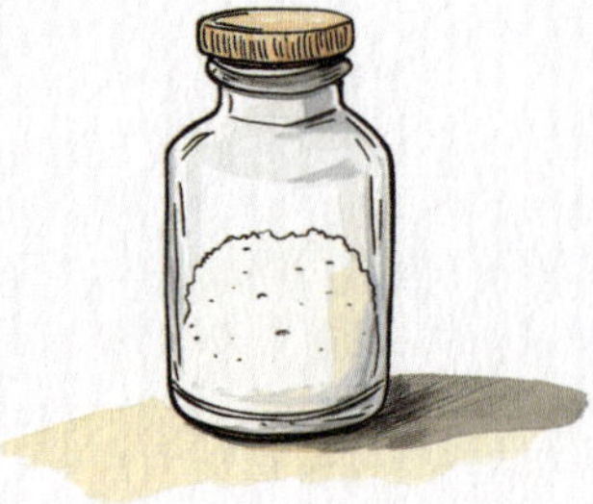
盐：适量

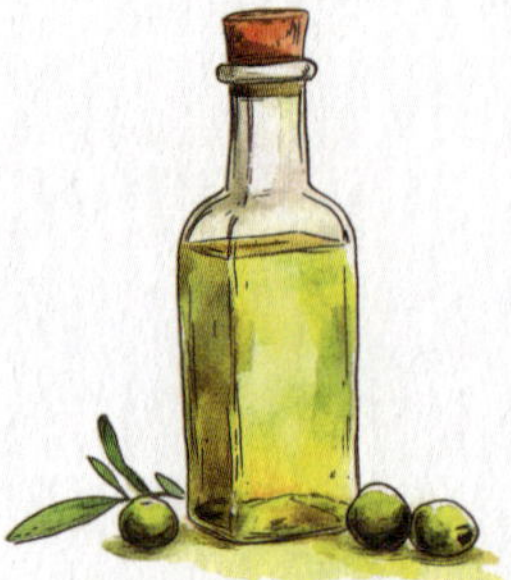
橄榄油：适量

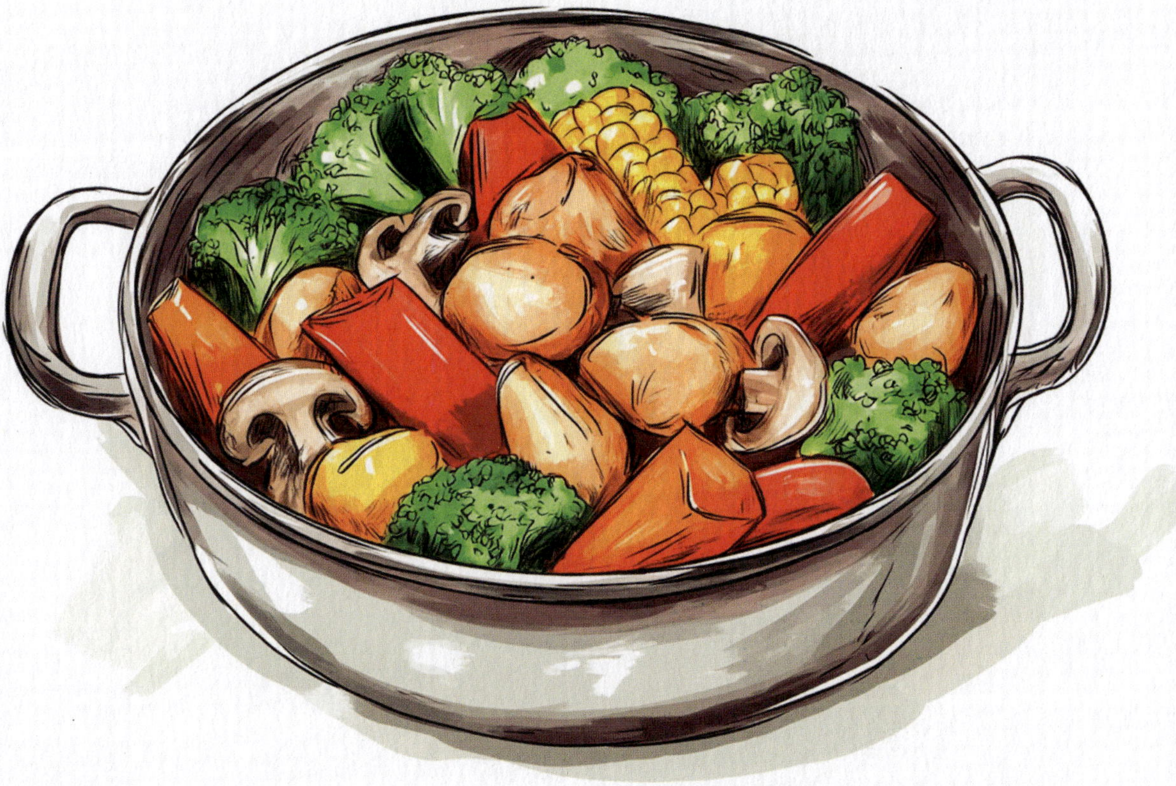

做法

1. 鸡腿肉洗净，去皮去骨，切块，加入生抽、料酒和黑胡椒，抓匀腌制30分钟；玉米洗净，切段；西蓝花、口蘑分别洗净，切块；胡萝卜去皮，切块；红彩椒去蒂除子，切块。
2. 锅中放橄榄油加热，放入腌制好的鸡块，用中火煎至两面变色，锁住肉汁。
3. 将口蘑放入锅中，炒至稍软，再加入玉米段、胡萝卜块和红彩椒块，翻炒均匀。无须加水，盖上锅盖，中火焖煮5分钟，让食材自然出汁。
4. 打开锅盖，放入西蓝花，加盐和生抽调味，翻拌均匀后继续盖盖焖5分钟即可。

抗炎揭秘

- 西蓝花、红彩椒和口蘑富含抗氧化成分，有助于减少体内炎症，促进健康。无水焖煮的方法保留了鸡腿肉和蔬菜的天然汁液和营养，同时减少了油、盐的使用量。

第三节 晚餐篇：打造夜间低炎稳糖状态

番茄大虾藜麦烩饭

烹饪时间 约25分钟

番茄的酸甜与大虾的鲜美相辅相成，颗粒分明的藜麦为这道烩饭增添了饱满的口感。这不仅是一道满足味蕾的美食，更是一份贴心的健康守护——番茄的番茄红素结合藜麦的植物蛋白，不仅可以减轻炎症，还有助于平稳血糖。

食材

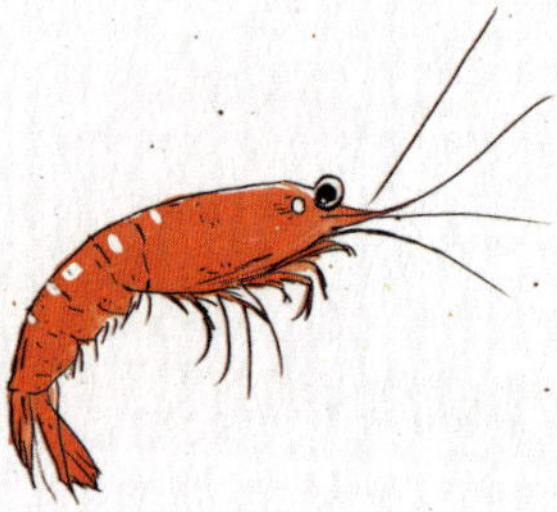

大虾：150克

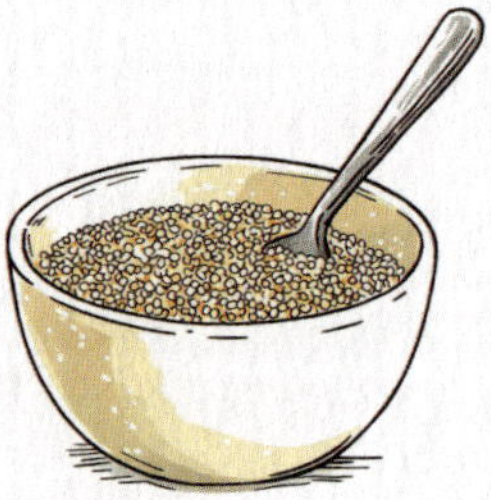

藜麦：100克

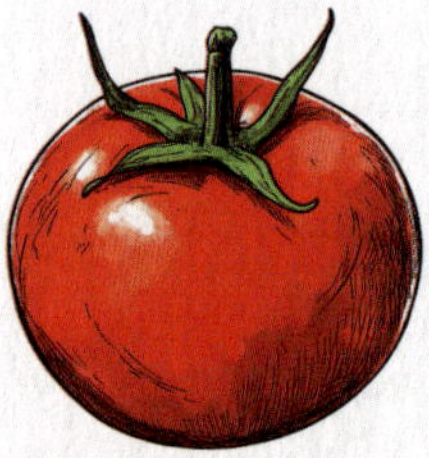

番茄：1个

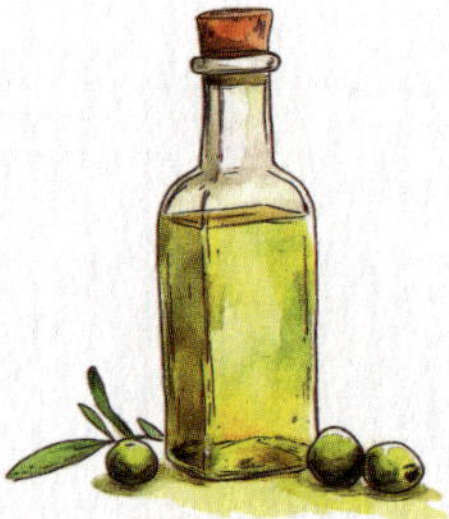

橄榄油：1汤匙

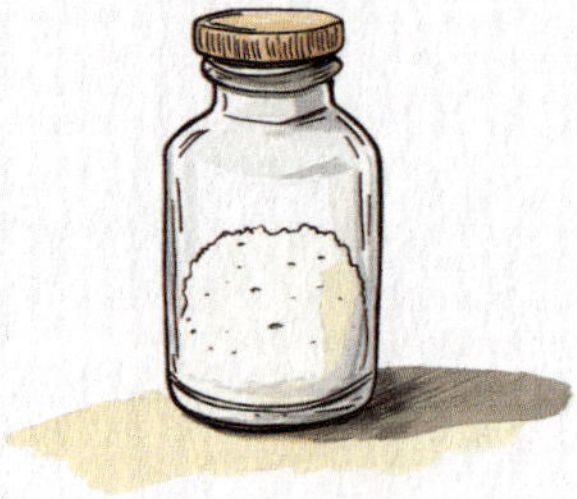

盐：适量

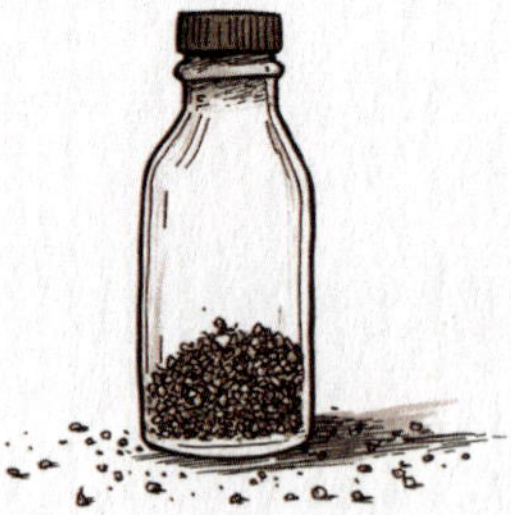

黑胡椒：适量

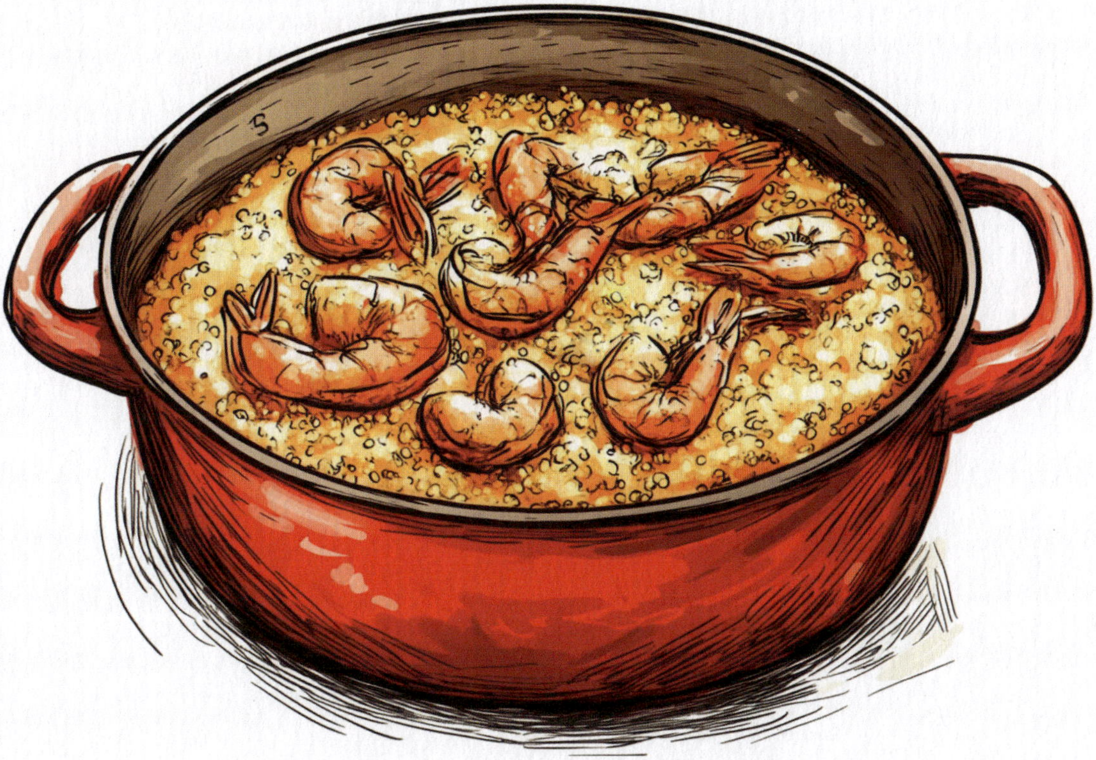

做法

1. 藜麦洗净，煮熟备用；番茄洗净，切块；大虾洗净，去壳、虾线备用。
2. 锅中加橄榄油，放入番茄块炒软，加入大虾翻炒至变色，加入藜麦，加盐、碾碎的黑胡椒调味后，煮2分钟即可。

抗炎揭秘

- 番茄含有丰富的抗氧化剂—番茄红素，有助于抗炎。藜麦富含膳食纤维和植物蛋白，有助于控制血糖。

蒜炒虾仁配藜麦

烹饪时间
约20分钟

蒜的浓郁香气包裹着虾仁的鲜甜弹嫩，与藜麦的细腻口感完美结合，简单的烹饪展现出丰富的口感层次。这道菜提供了优质蛋白和膳食纤维，为身体提供充足的能量。

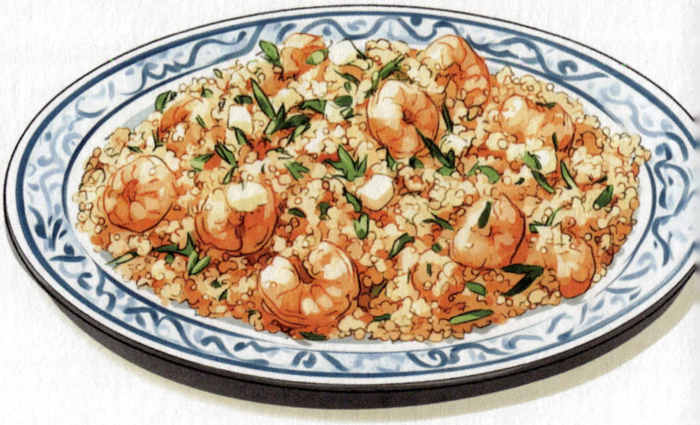

食材

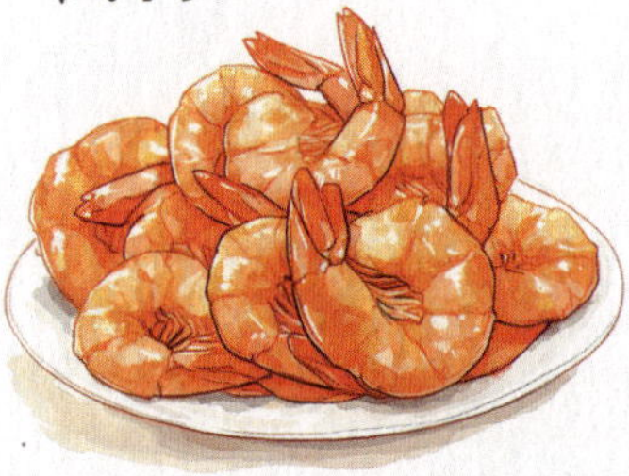

虾仁：150克

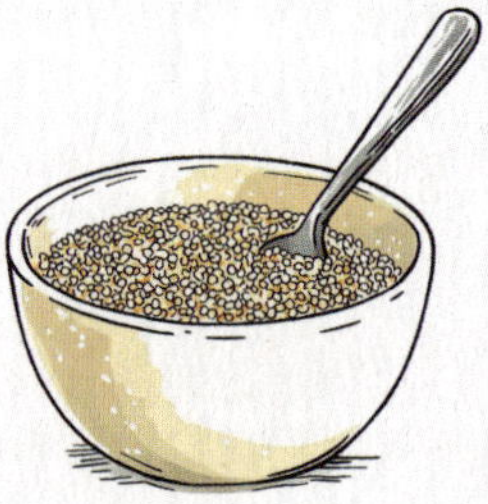

藜麦：100克

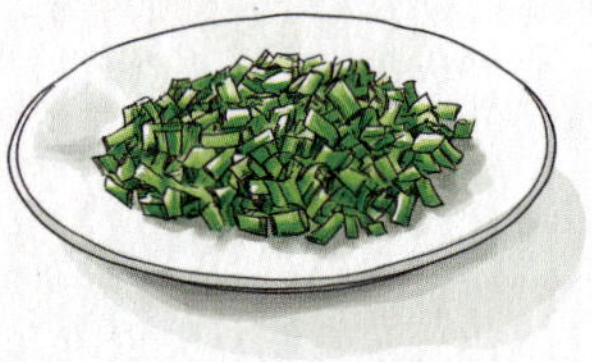

葱花：适量

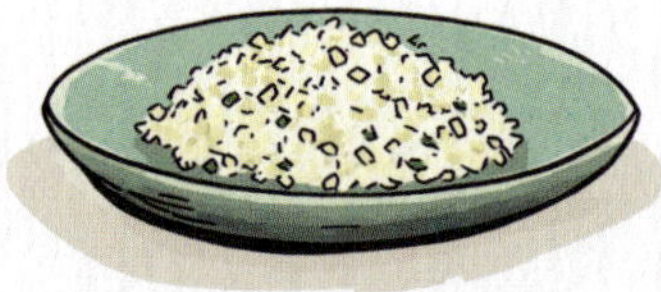

蒜末：适量

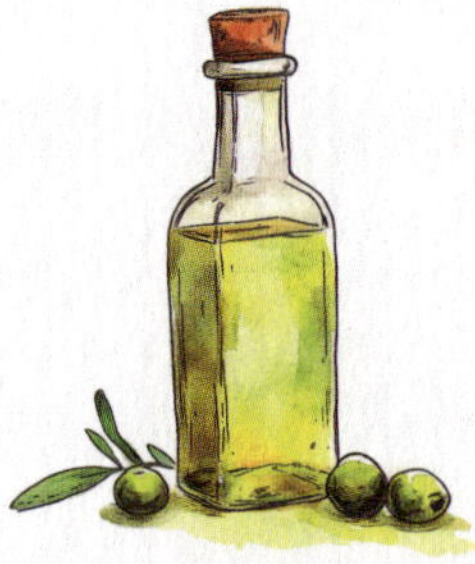

橄榄油：1汤匙

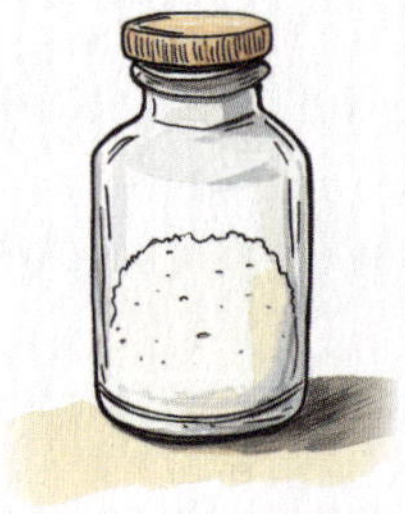

盐：适量

做法

1. 藜麦洗净，煮熟备用；虾仁洗净。
2. 锅中加入橄榄油，放入蒜末爆香，加入虾仁翻炒至熟，加盐调味后与藜麦、葱花拌匀即可。

抗炎揭秘

• 藜麦富含蛋白质和膳食纤维，有助于降低体内的炎症反应，并促进肠道健康。虾仁提供优质蛋白，有助于修复肌肉。蒜含有大蒜素，具有抗氧化和抗炎效果，有助于增强免疫力，减少炎症反应。

芦笋口蘑配杂粮饭

烹饪时间 约20分钟

芦笋的清脆与口蘑的柔滑在锅中交织，简单的调味让它们保留了原本的风味。搭配营养丰富的杂粮饭，这不仅是对味蕾的款待，也是对身体的一次温和滋养。

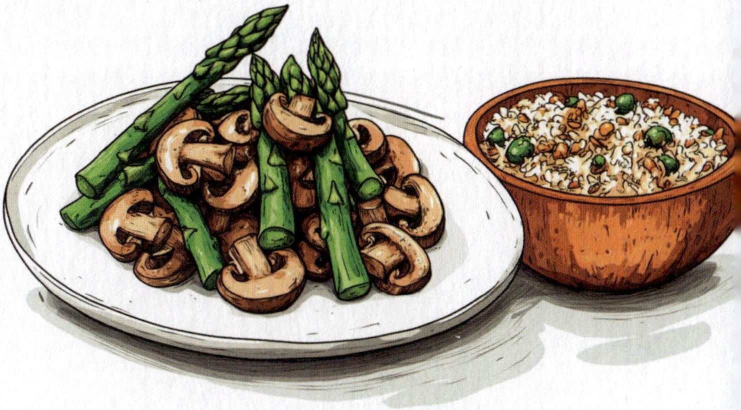

食材

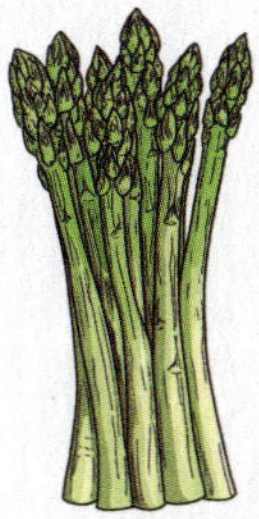

芦笋：100克

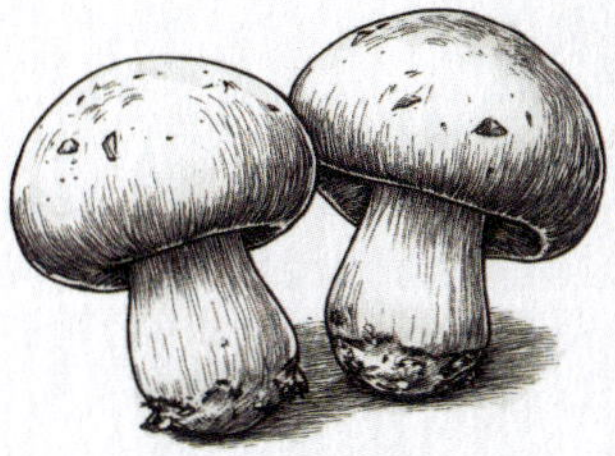

口蘑：100克

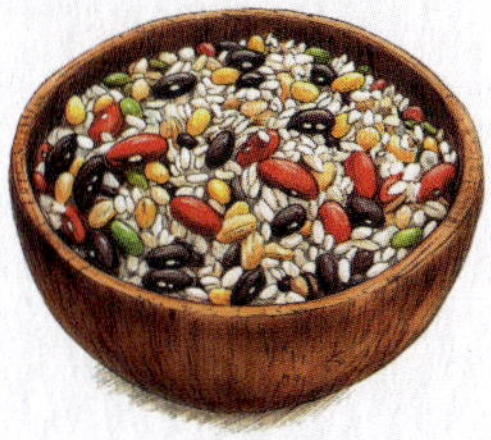

杂粮饭：200克

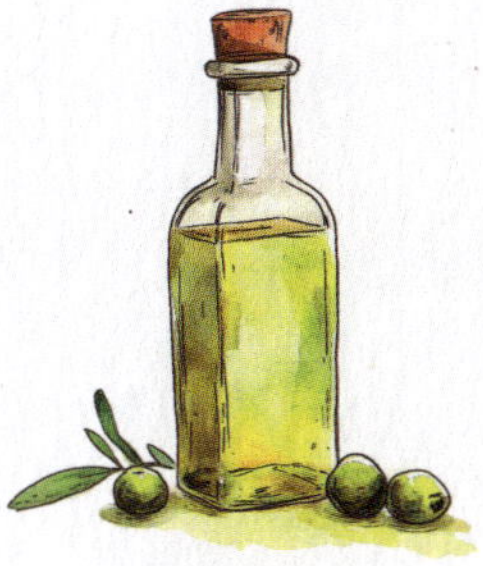

橄榄油：1汤匙

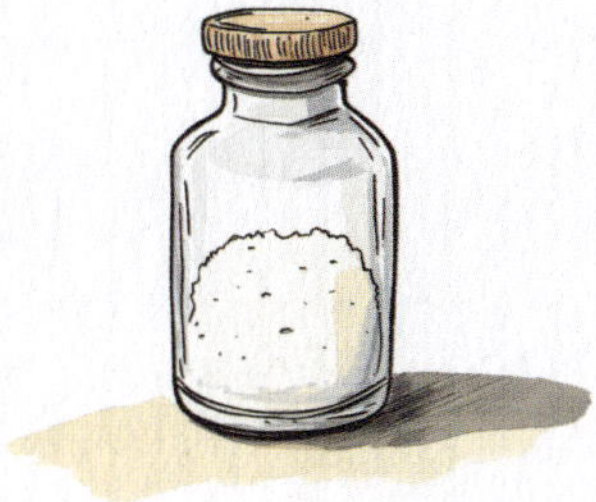

盐：适量

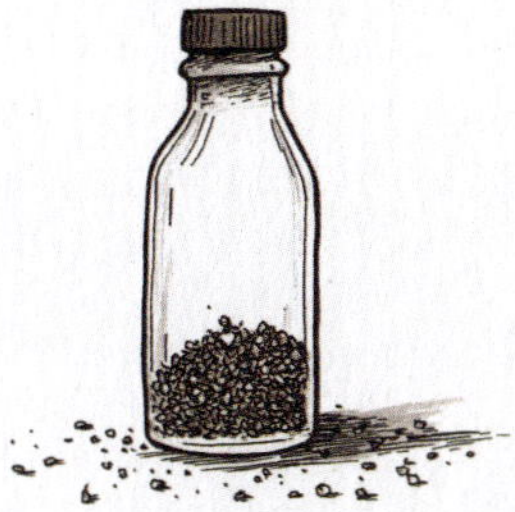

黑胡椒：适量

做法

1. 芦笋和口蘑分别洗净，芦笋切段，口蘑切块；杂粮饭煮熟，备用。
2. 锅中加入橄榄油，放入芦笋段和口蘑块翻炒至熟，撒上盐与碾碎的黑胡椒，与杂粮饭搭配食用。

抗炎揭秘

- 芦笋和口蘑富含抗氧化物质，有助于减轻炎症反应。杂粮饭可以帮助维持血糖稳定。

牛肉焖藜麦饭

烹饪时间
约30分钟

翻滚的锅中，牛肉的香气伴随着洋葱的甜味渐渐升腾，胡萝卜在藜麦的衬托下显得格外鲜艳。这款焖饭用简单的食材组合，烹煮出一份质朴而温暖的家常风味。藜麦的细腻与牛肉的醇厚相互交融，不仅令人饱腹，更为身体提供了充足的能量。

食材

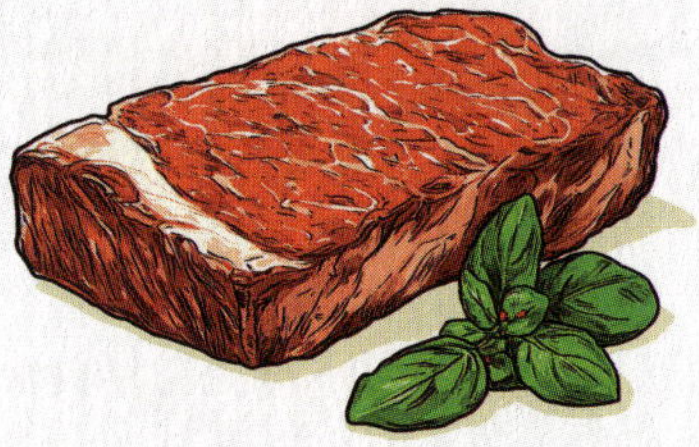

牛肉：150克

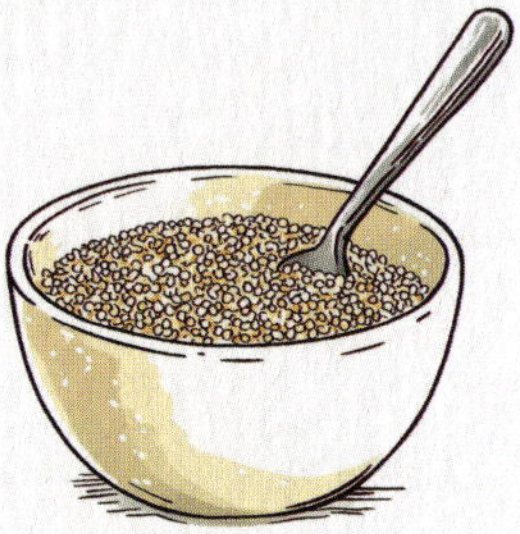

藜麦：100克

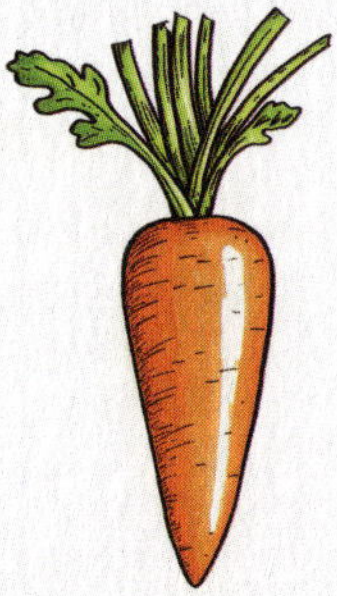

胡萝卜：50克

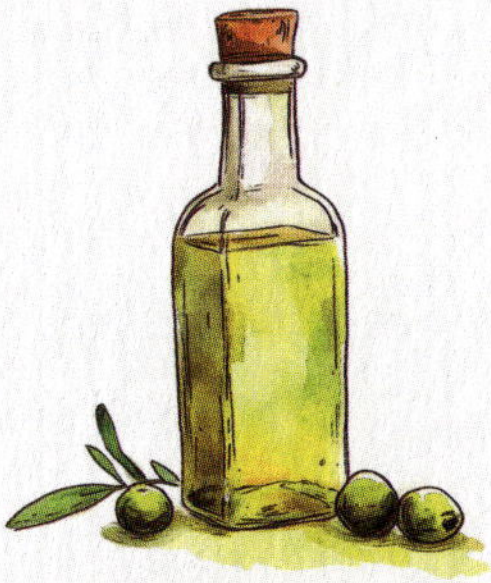

橄榄油：1汤匙

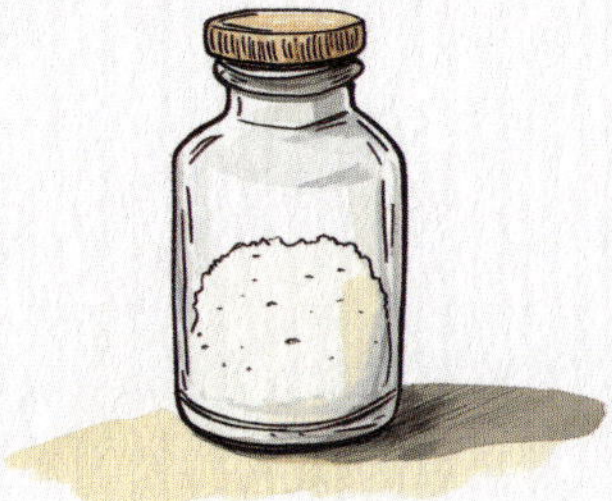

盐：适量

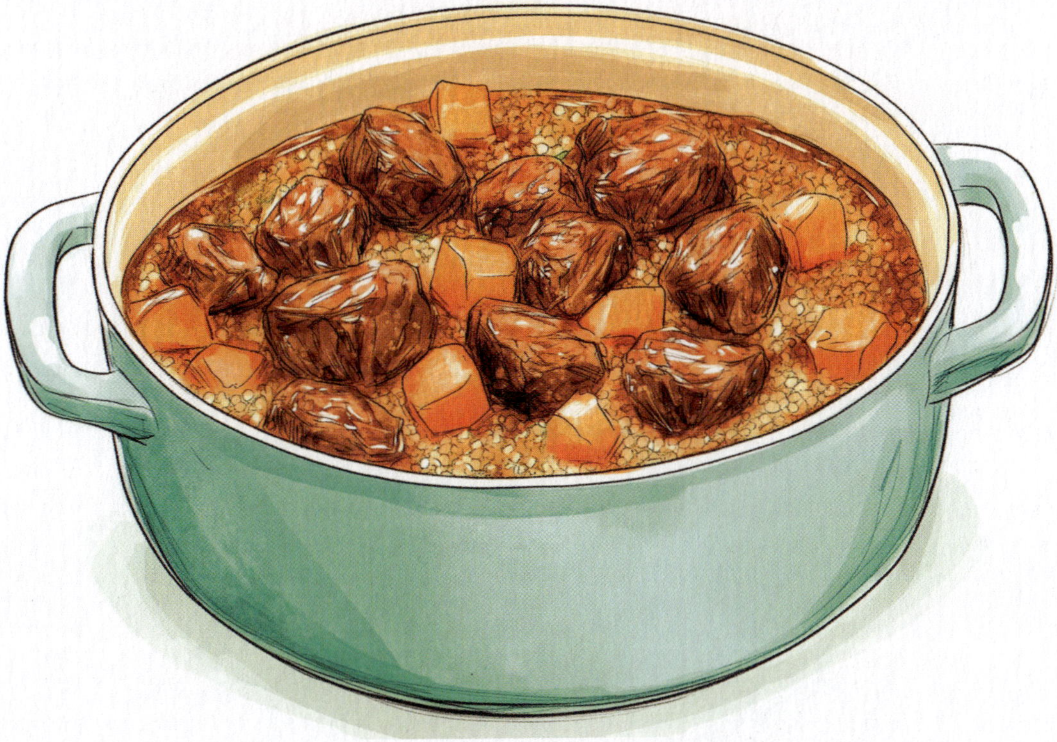

做法

1. 牛肉洗净，切小块；胡萝卜洗净，去皮，切块。
2. 锅中加入橄榄油，放入牛肉块、胡萝卜块翻炒，加入适量水炖煮，加入藜麦，焖煮20分钟，加盐调味即可。

抗炎揭秘

- 牛肉富含优质蛋白和铁，能够增强体力、促进血液循环，有助于修复组织和维持免疫功能。藜麦富含膳食纤维和植物蛋白，不仅有助于稳定血糖，还能减轻体内炎症。胡萝卜富含天然抗氧化剂，能够中和自由基，进一步提升身体的防御机能。

姜黄肉桂时蔬焖饭

烹饪时间 约15分钟

当姜黄和肉桂的香气在锅中弥漫时，仿佛为这道焖饭注入了一丝异域的温暖与活力。西蓝花的清新、胡萝卜的甘甜，与糙米的颗粒感相互映衬，每一口都散发着独特风味。这不仅是一道简单的家常饭，更通过天然香料的抗炎力量守护健康。

食材

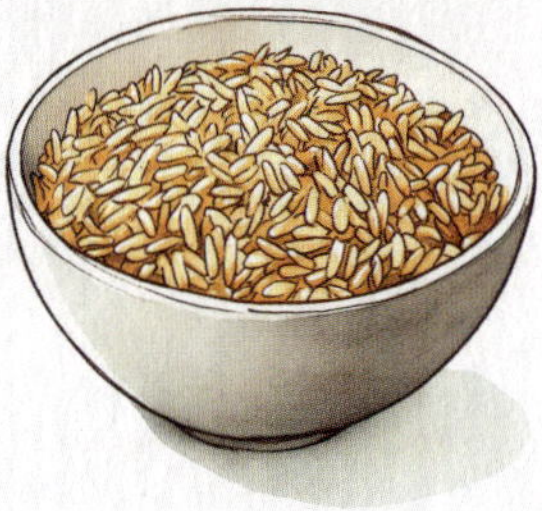

糙米饭：200克

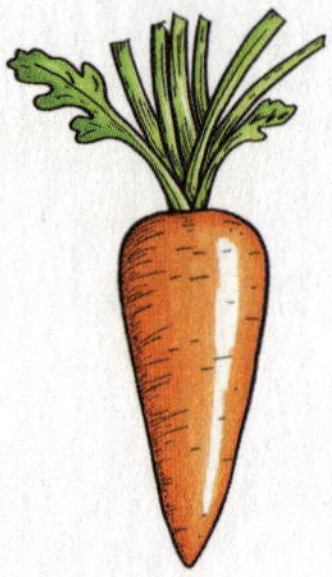

胡萝卜：50克

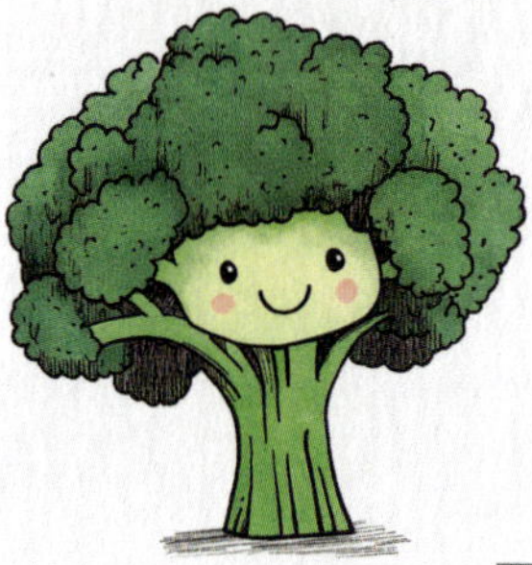

西蓝花：50克

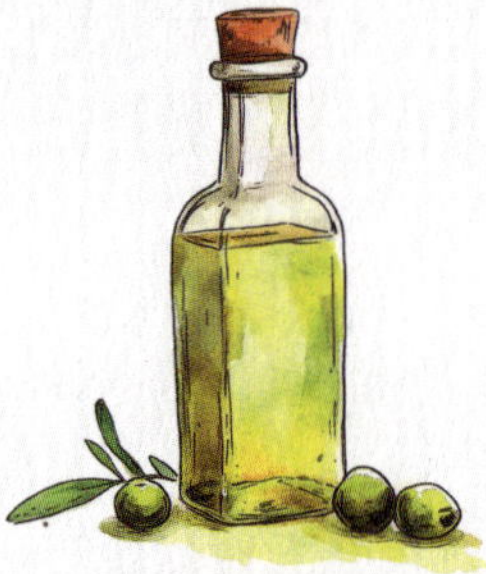

橄榄油：1汤匙

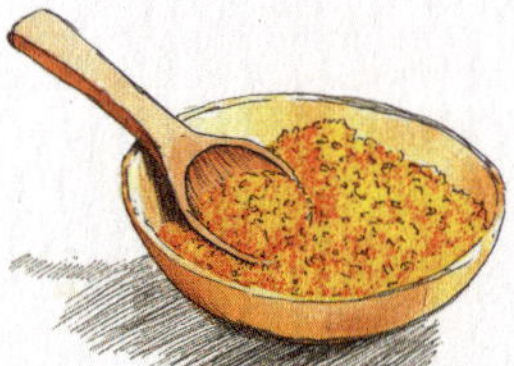

姜黄粉：1茶匙

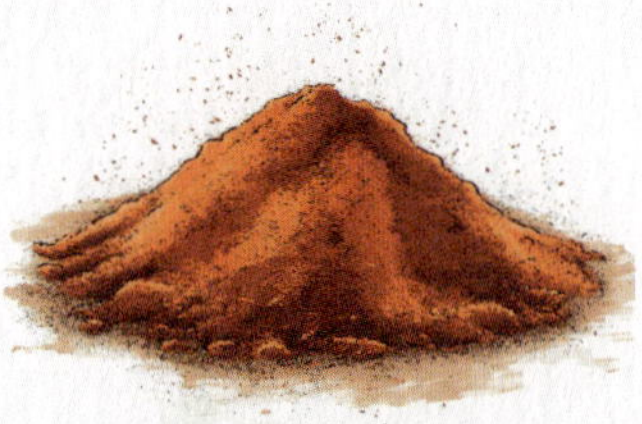

肉桂粉：1/2茶匙

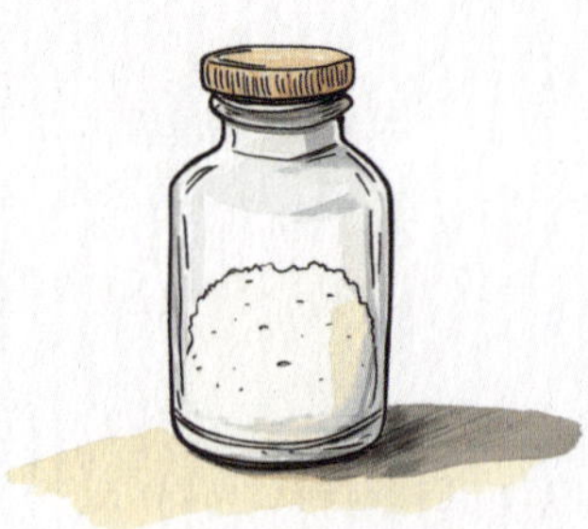

盐：适量

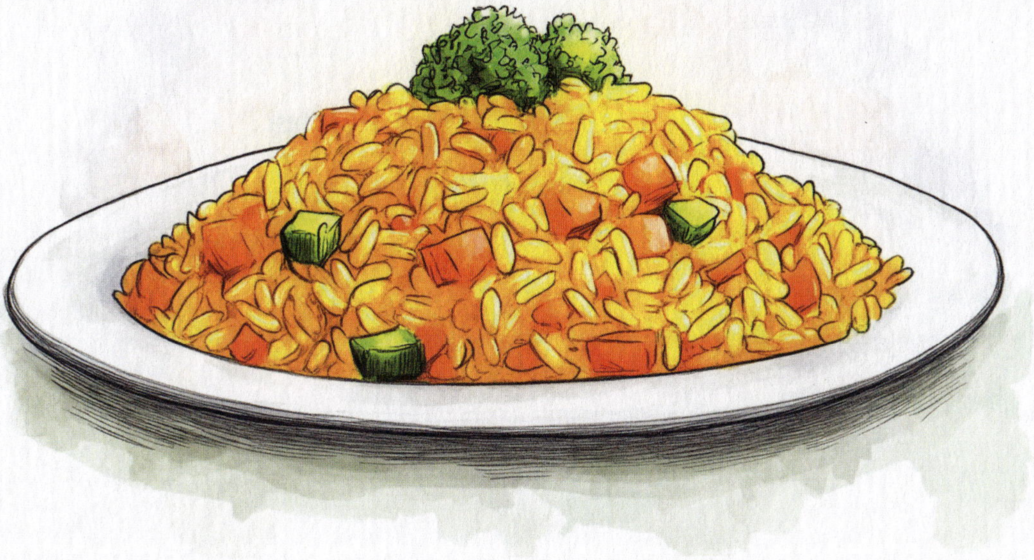

做法

1. 胡萝卜洗净，去皮，切丁；西蓝花洗净，切小块。
2. 锅中加入橄榄油，加入姜黄粉和肉桂粉炒香，加入胡萝卜丁和西蓝花块炒熟，加入糙米饭炒匀即可。

抗炎揭秘

- 姜黄和肉桂具有强效抗炎作用，有助于缓解体内慢性炎症。糙米饭富含膳食纤维，有助于肠道健康。

五彩寿司卷

烹饪时间
约30分钟

当各色的食材整齐地排列在海苔上时，每一次卷起都仿佛是一场食材的交响乐。胡萝卜的脆爽、黄瓜的清新、牛油果的细腻以及蛋皮的香滑，在被糙米饭温柔包裹并切成小巧的寿司后，呈现出一种艺术与味觉的双重盛宴。无须复杂的烹饪技巧，就能在家中完成一场健康与美味的仪式感，用简单的方式享受自然的馈赠。

食材

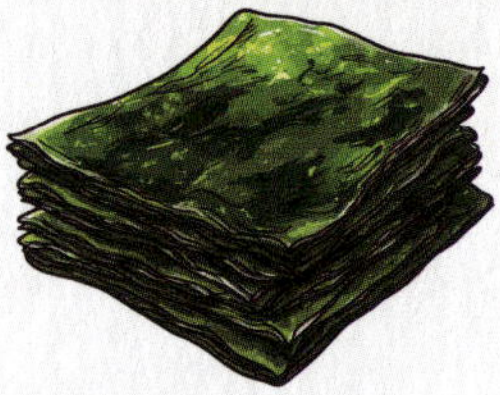

海苔片：2片

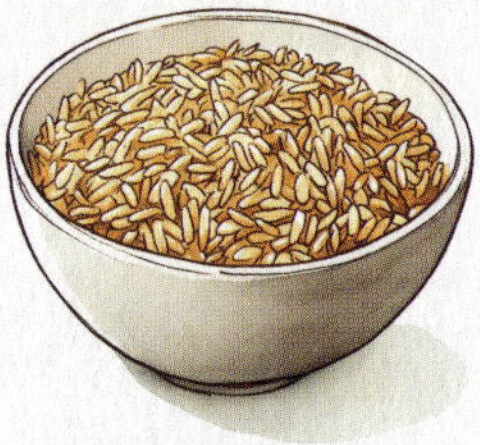

糙米饭：200克

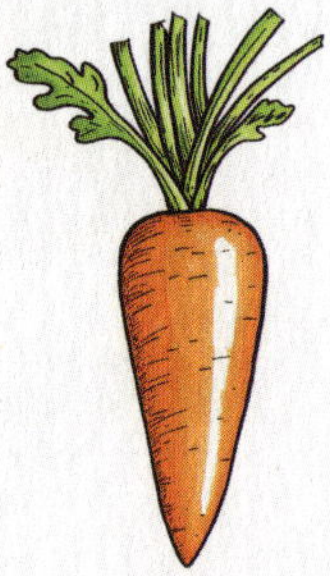

胡萝卜：50克

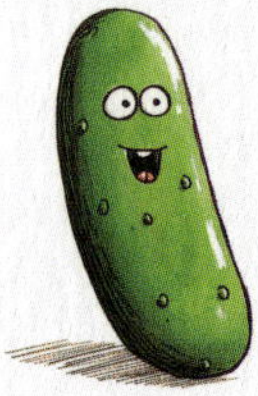

黄瓜：50克

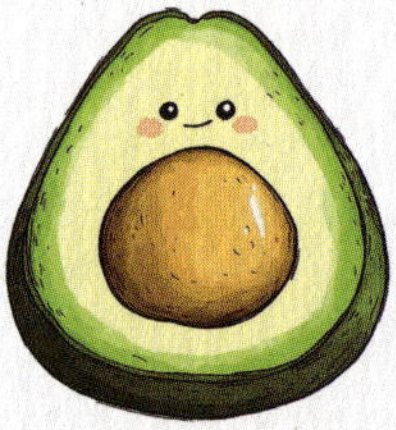

牛油果：50克

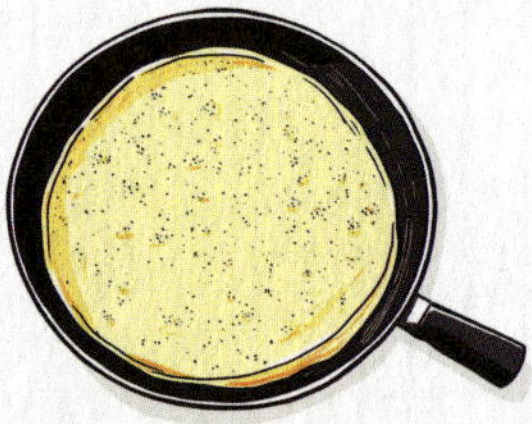

蛋皮：1张

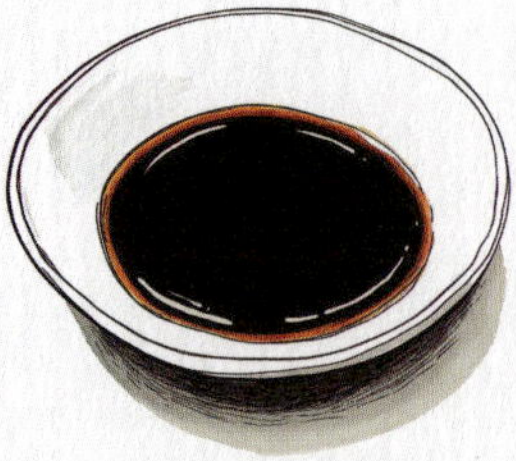

生抽：1茶匙

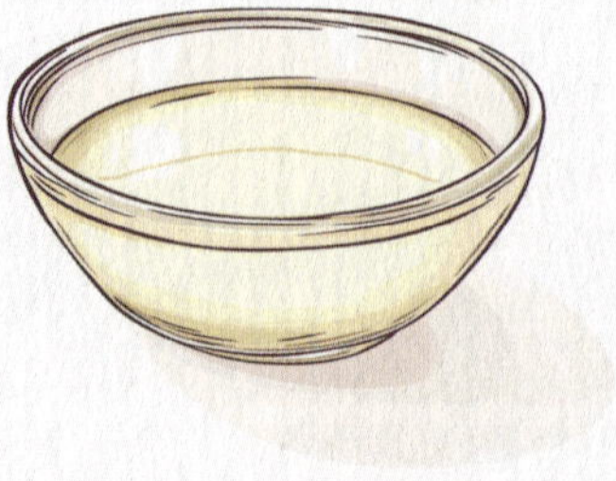

白醋：1汤匙

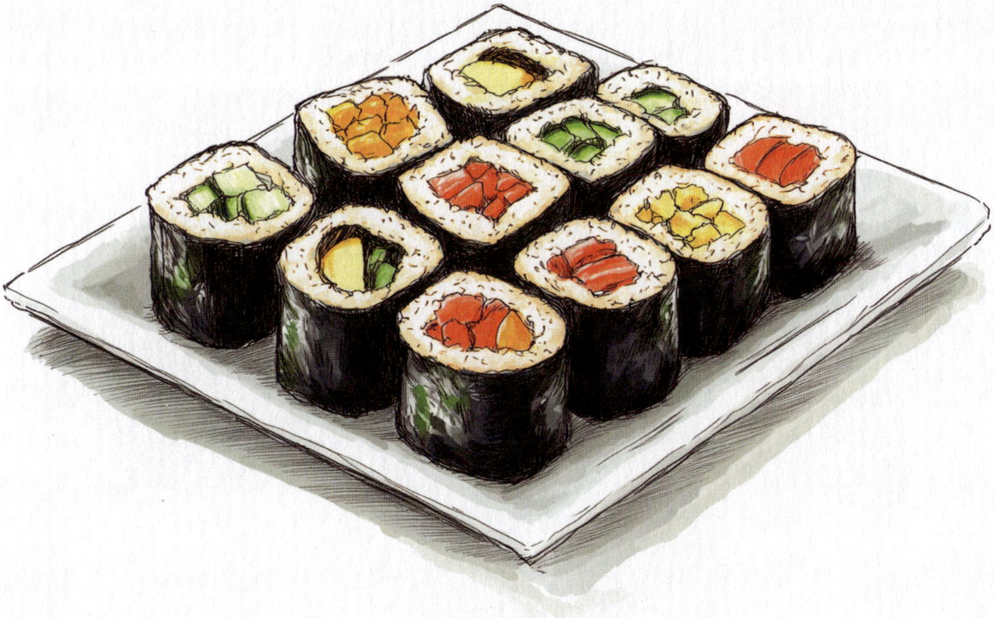

做法

1. 糙米饭加入白醋备用；胡萝卜、黄瓜洗净，胡萝卜去皮，二者切成细条；蛋皮切条；牛油果洗净，对半切开，去皮去核，切片。
2. 在寿司卷帘上铺上海苔，抹上一层糙米饭，依次摆放胡萝卜条、黄瓜条、牛油果片和蛋皮条。
3. 卷好寿司，切成适口的块状，搭配生抽食用。

抗炎揭秘

- 牛油果富含健康脂肪，能够帮助减轻炎症。胡萝卜、黄瓜、糙米饭有较强的饱腹感，有助于控制食量。

虾仁荞麦拌面

烹饪时间
约20分钟

热气升腾间，荞麦面的朴实香气与虾仁的鲜美一同释放，其中点缀的绿色蔬菜更为这碗拌面增添了几分大地的清新气息。没有复杂的调味，仅凭简单的食材便能凸显自然的甘甜与清爽。这不仅是一道低负担的健康餐，更是为身体带来平衡与轻盈感受的好选择。

食材

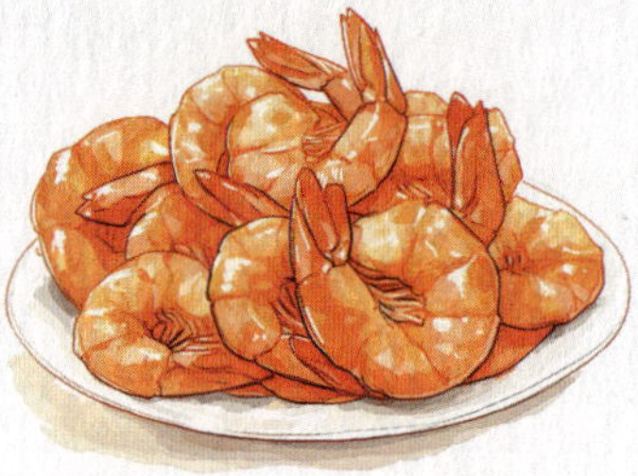

虾仁：150克

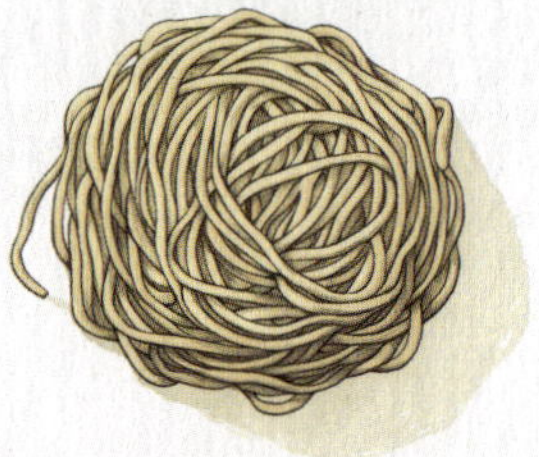

荞麦面：100克

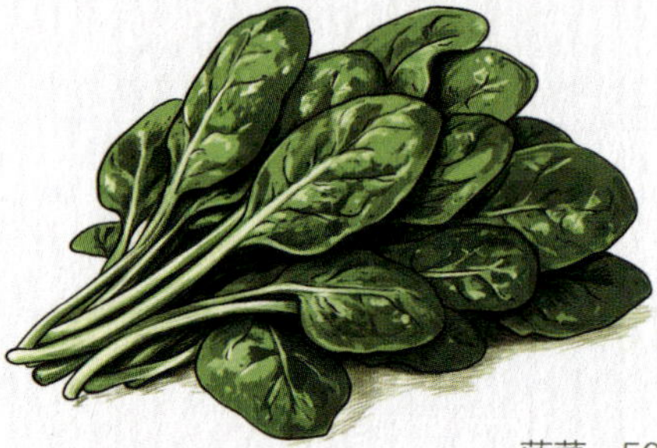

菠菜：50克

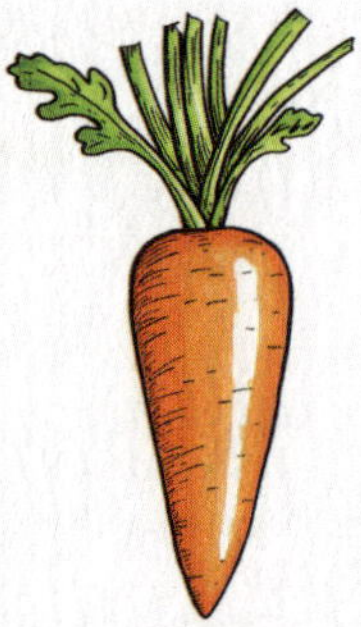

胡萝卜：50克

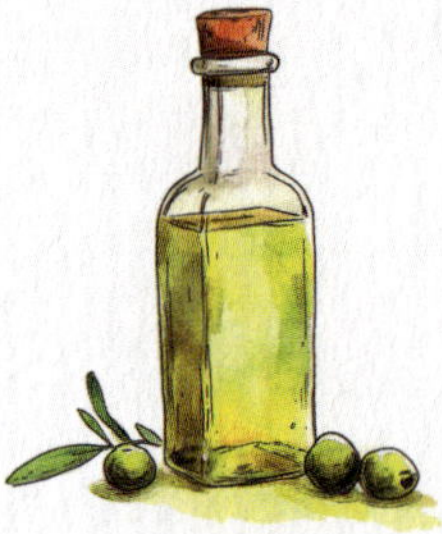

橄榄油：1汤匙

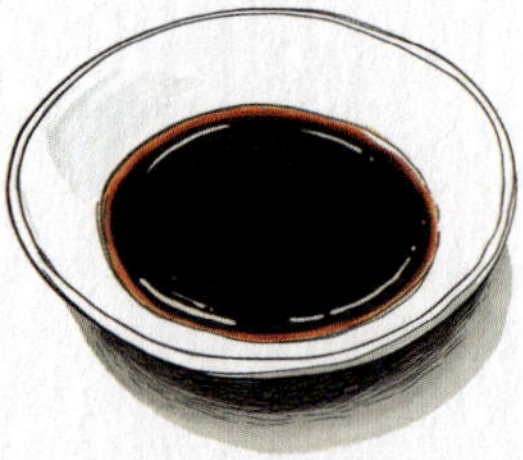

生抽：1茶匙

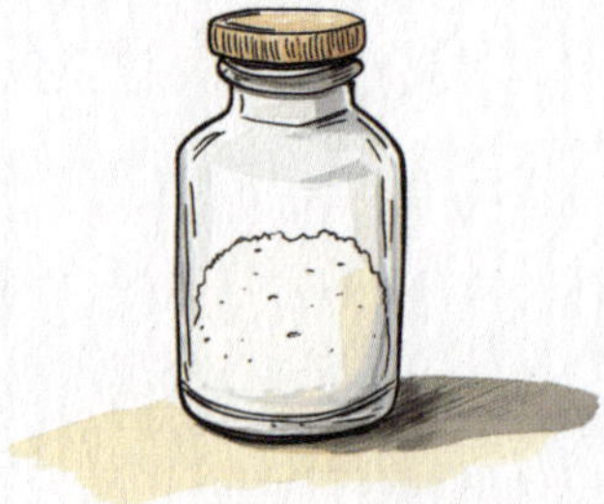

盐：适量

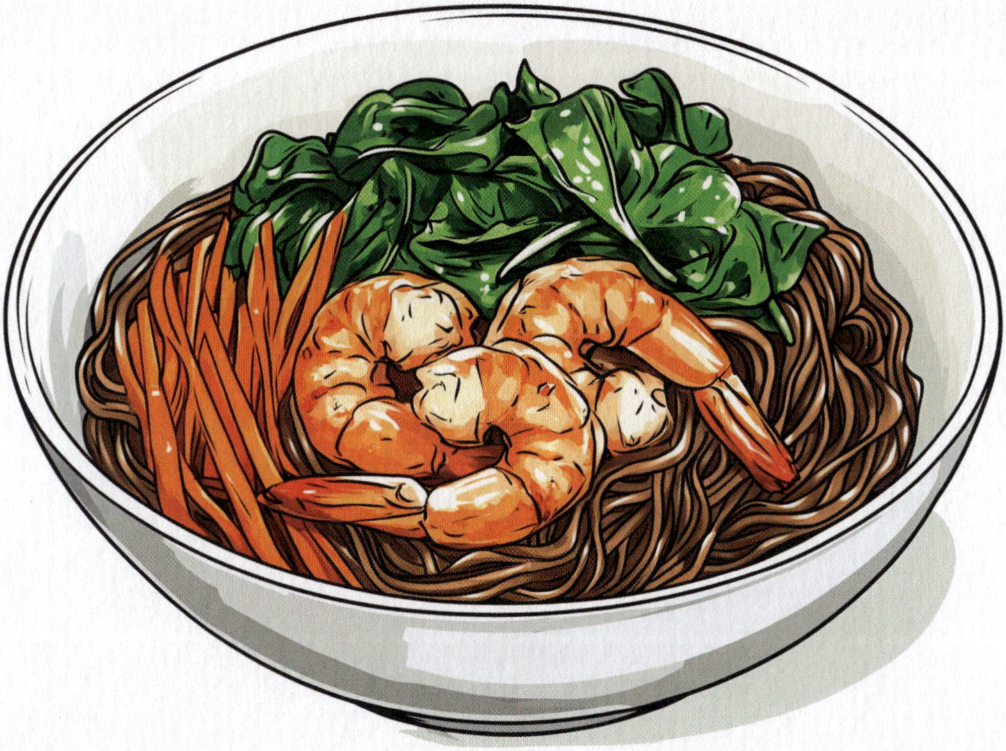

做法

1. 荞麦面煮熟沥干；虾仁洗净，煮熟备用；菠菜、胡萝卜分别洗净，胡萝卜去皮切丝，菠菜切段，焯水备用。
2. 锅中加入橄榄油，放入虾仁和胡萝卜丝翻炒至熟，加生抽、盐调味，盛出摆放于荞麦面上，再放上菠菜段即可。

抗炎揭秘

- 虾仁富含抗炎的ω-3脂肪酸及优质蛋白，有助于促进细胞修复和维持免疫力。菠菜和胡萝卜中的抗氧化剂能有效清除自由基，帮助身体减轻炎症负担。

豉汁蒸鲈鱼

烹饪时间
约20分钟

豉汁蒸鲈鱼是一道将鲜嫩与营养融于一体的经典中式料理。鲈鱼的细腻口感在蒸制中被充分释放，姜片的清香和豉汁的浓郁为其添上一抹诱人的风味。

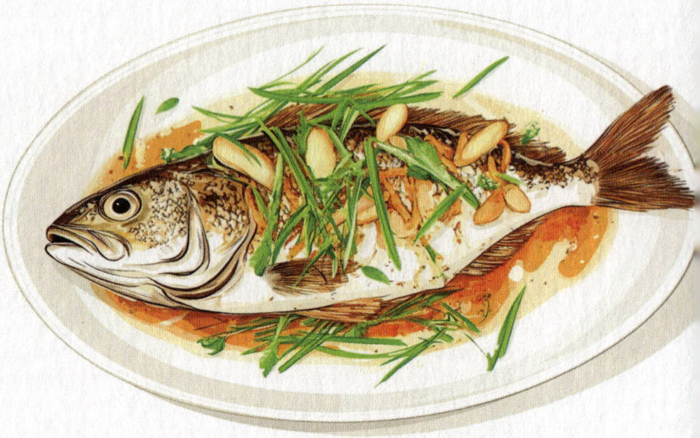

食材

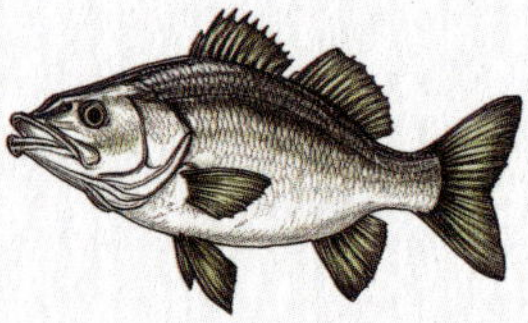

鲈鱼：350克

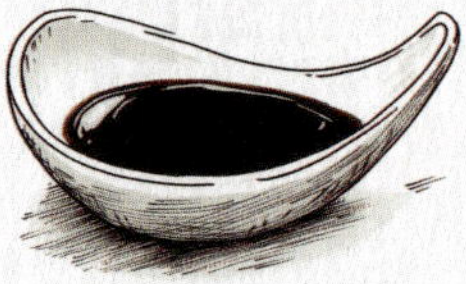

豉汁：1汤匙

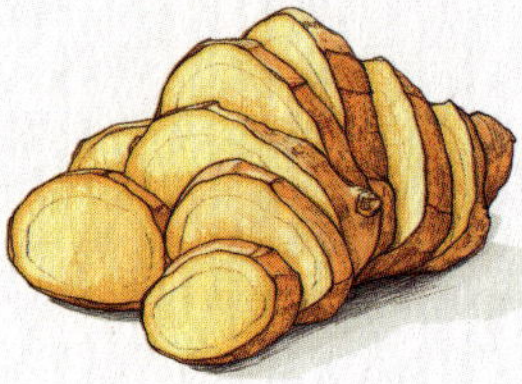

姜片：适量

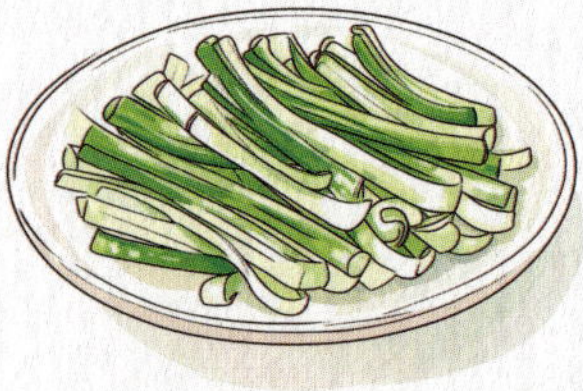

葱丝：适量

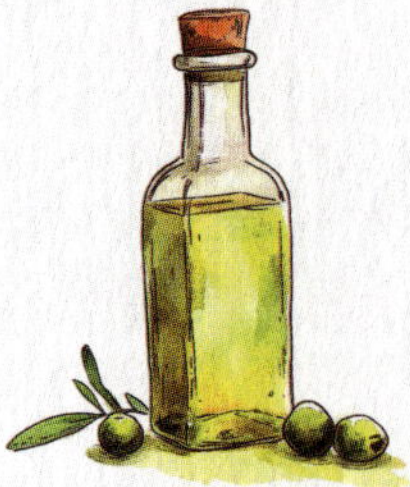

橄榄油：1茶匙

做法

1. 鲈鱼治净，放上姜片，蒸10分钟。
2. 蒸熟后淋上豉汁，撒上葱丝，淋上烧热的橄榄油即可。

抗炎揭秘

- 豉汁不仅为料理增添了风味，还避免了高糖调料的使用。鲈鱼富含优质蛋白，有助于抗炎。

番茄牛肉豆芽汤

烹饪时间
约15分钟

番茄的微酸融入汤底，豆芽的爽脆增添了轻盈的口感，而鲜嫩的牛肉片则为整道汤注入了浓郁滋味。每一口都唤醒味蕾，同时为身体提供滋养。

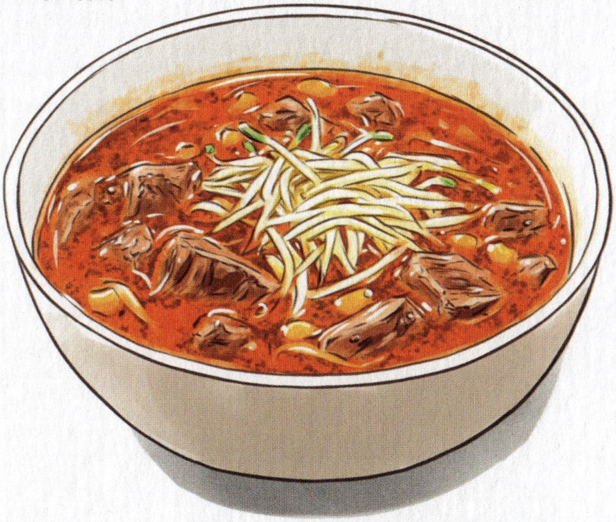

食材

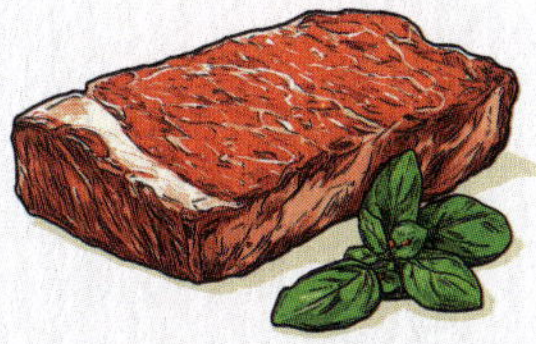

牛肉：150克

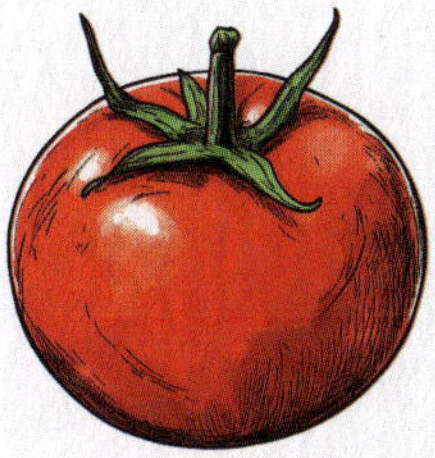

番茄：1个

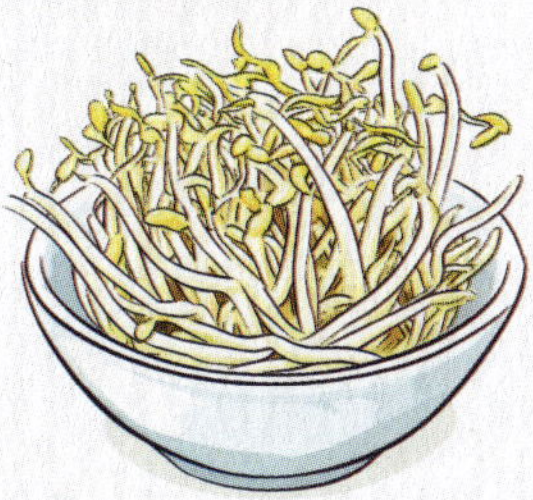

豆芽：100克

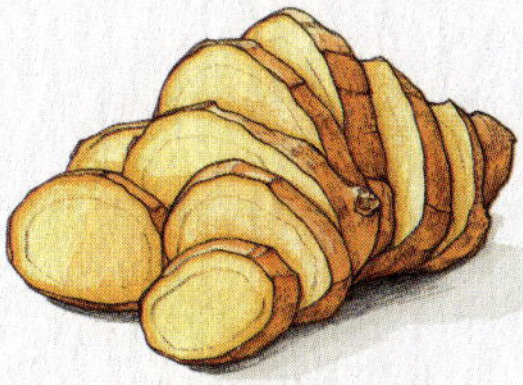

姜片：适量

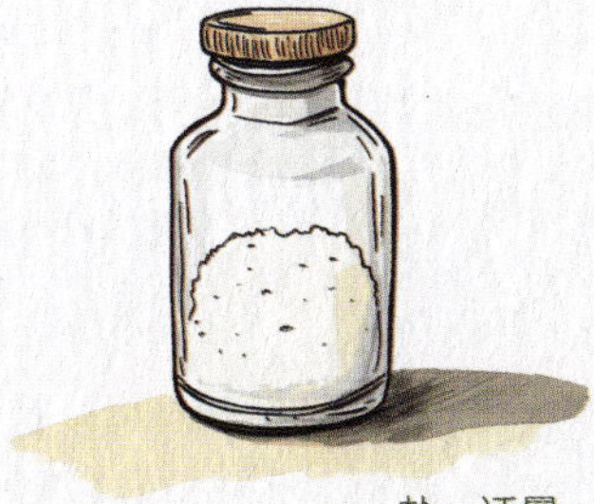

盐：适量

做法

1. 番茄洗净，切块；牛肉洗净，切片；豆芽洗净备用。
2. 锅中加水煮沸，放入姜片、番茄块和牛肉片煮5分钟，加入豆芽煮熟，加盐调味即可。

抗炎揭秘

- 番茄红素是一种强效抗氧化剂，不仅有助于减少炎症，还能保护细胞免受自由基损伤。豆芽富含维生素C和膳食纤维，有助于增强免疫力，缓解体内炎症。牛肉提供铁和蛋白质，支持肌肉修复与健康代谢，让身体更具活力。

鳕鱼豆腐汤

烹饪时间 约20分钟

一碗热腾腾的鳕鱼豆腐汤，简单却满载温情。鳕鱼的鲜嫩与豆腐的细腻在汤中相互交融，姜片的温暖香气为寒冷的日子带来了一份慰藉。无须多余的调味，自然的味道已足以唤醒味蕾，引领我们回归纯粹的健康与平和。

食材

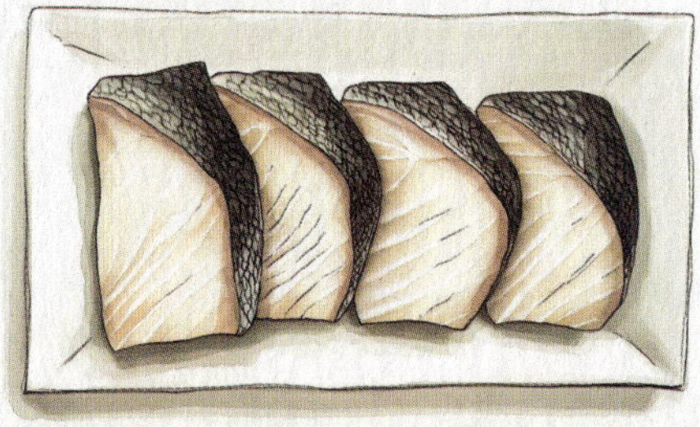

鳕鱼肉：150克

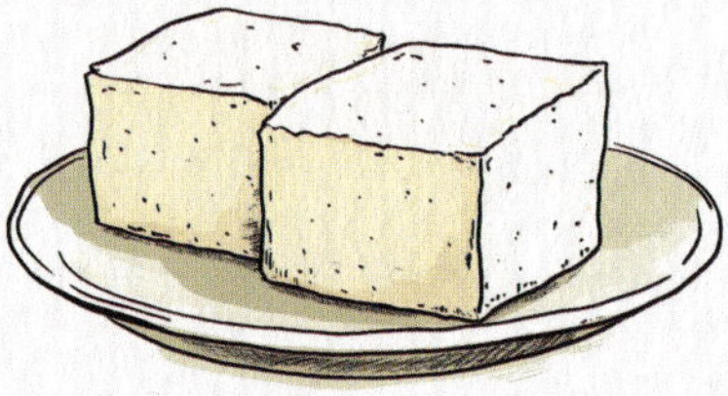

豆腐：200克

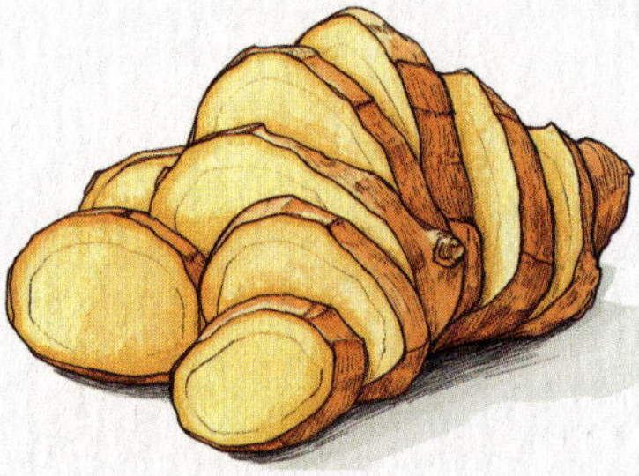

姜片：适量

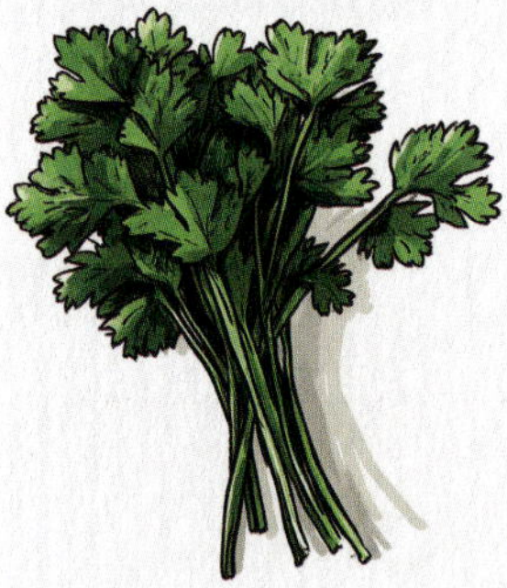

香菜：适量

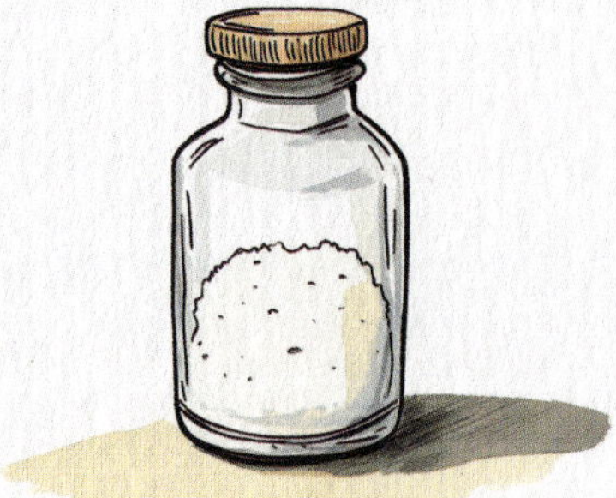

盐：适量

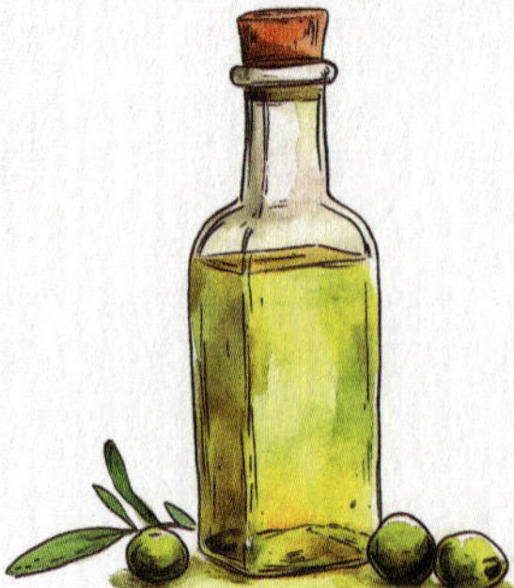

橄榄油：1茶匙

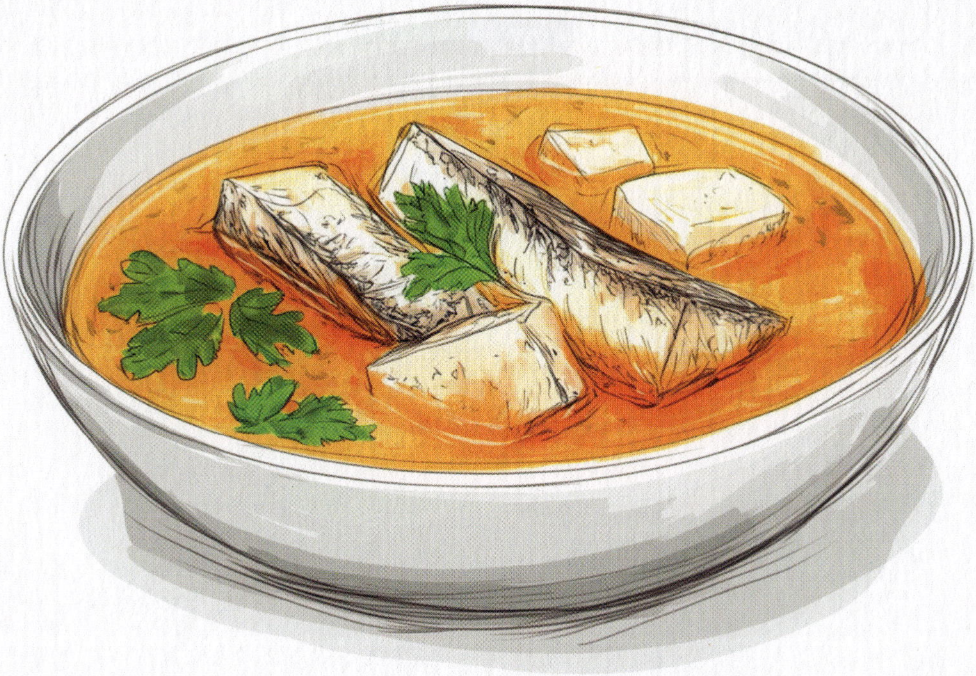

做法

1. 鳕鱼肉洗净，切块；豆腐洗净，切小块；香菜洗净，切末。
2. 锅中加入橄榄油，放入姜片爆香，加入适量水煮开，加入鳕鱼块和豆腐块，煮10分钟至熟，加盐调味，撒上香菜末即可。

抗炎揭秘

- 鳕鱼富含ω-3脂肪酸，能帮助减少体内炎症。豆腐提供优质蛋白，其中的植物化学物有助于降低血液中的胆固醇水平，预防心脑血管疾病。

第四节 小吃篇：健康零食抗炎又减糖

坚果燕麦能量棒

烹饪时间 约40分钟

当坚果的酥脆与燕麦的醇香在烤箱中慢慢释放，香蕉的天然甜味为这道能量棒增添了一抹温暖。这是一款由天然食材制成的小食，简单却充满滋养力，让零食也能兼顾健康。无论是忙碌的间隙还是运动后的补给，它都能为你提供能量与满足感。

食材

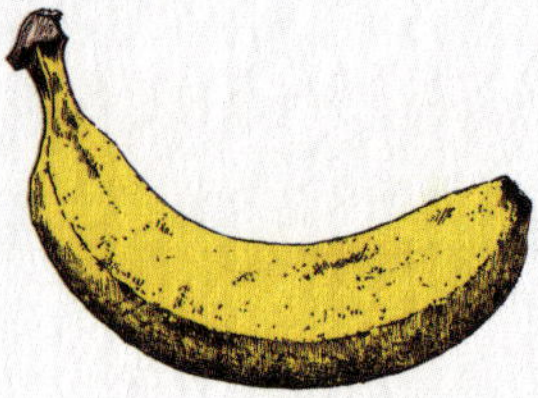

香蕉：1根

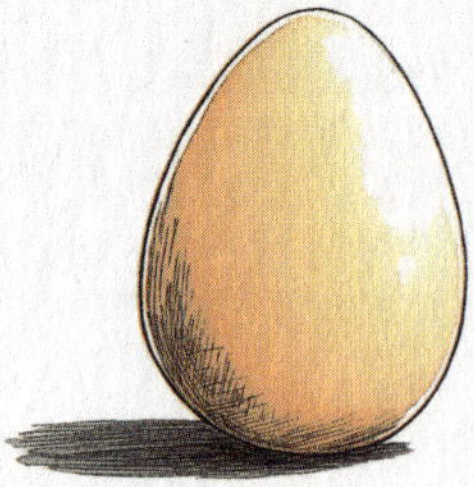

鸡蛋：1个

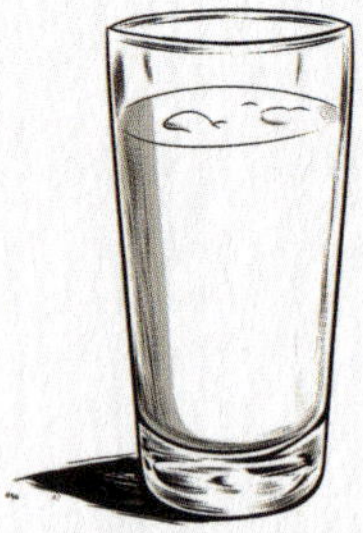

牛奶：20克

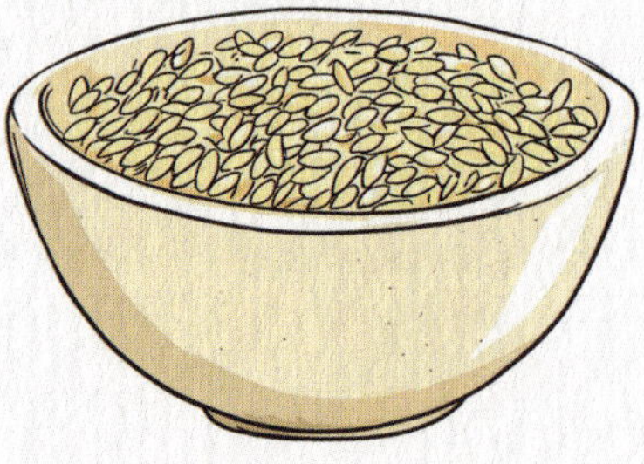

燕麦：200克

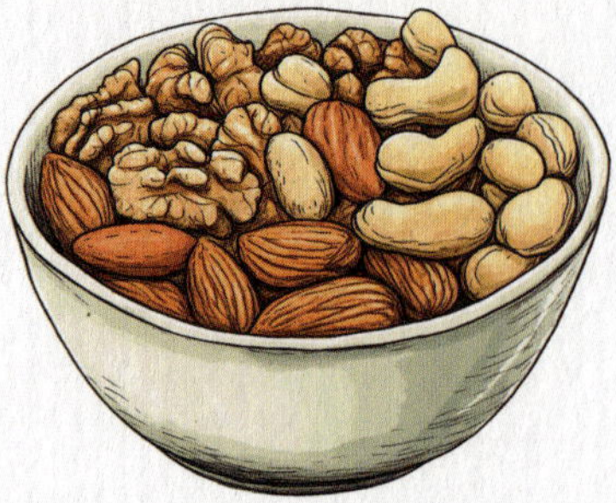

混合坚果：50克
（可以选择杏仁、核桃、腰果等混合坚果）

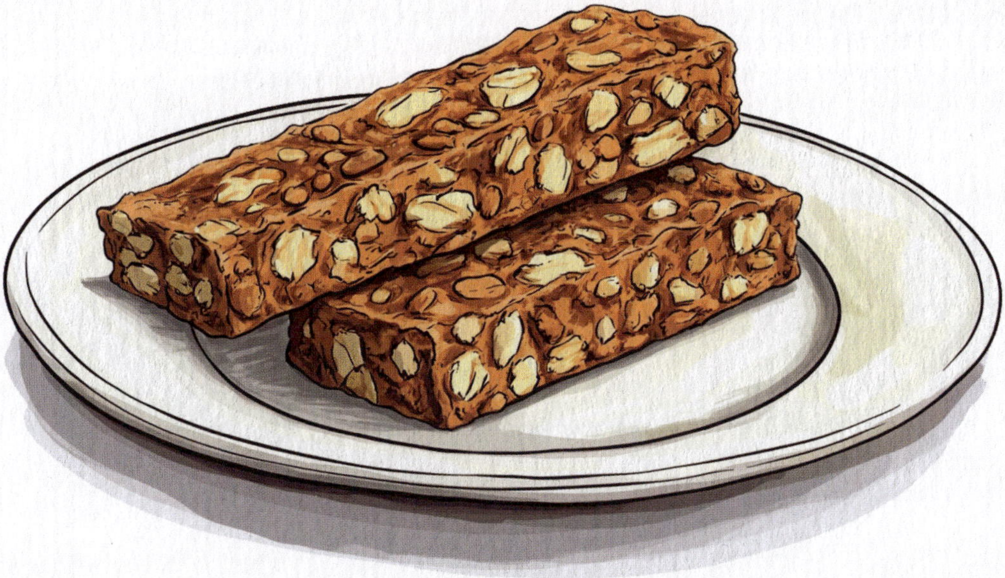

做法

1. 香蕉去皮，压成泥，加入鸡蛋和牛奶，搅拌均匀，倒入燕麦和混合坚果，继续搅拌均匀，使所有材料充分融合。
2. 将混合物倒入铺了油纸的烤盘中，压平整形，尽量压实成方形。
3. 将烤箱预热至180℃，将烤盘放入烤箱，烘烤约30分钟，至表面微微金黄（根据自家烤箱的温度适当调整时间）。
4. 取出凉凉后，切成长条即可。

抗炎揭秘

- 燕麦富含膳食纤维，有助于平稳血糖并减少体内炎症反应。坚果中含有丰富的ω-3脂肪酸，具有抗炎作用，能减轻关节和肌肉的炎症。香蕉作为天然的甜味来源，富含钾，有助于维持身体的电解质平衡，同样具有减轻炎症的作用。这款能量棒未额外添加糖，全部由天然食材制作，更加健康。

抗炎酸奶碗

烹饪时间

约5分钟

一碗酸奶融入了蓝莓的果香、坚果的酥脆与亚麻籽的细腻口感，使得这简单的搭配呈现出天然的滋味。无须复杂操作，就能唤醒味蕾与身体，为接下来的学习与工作补足能量。这不仅是一份健康的加餐小食，更像是大自然馈赠的礼物，每一口都满载安心与活力。

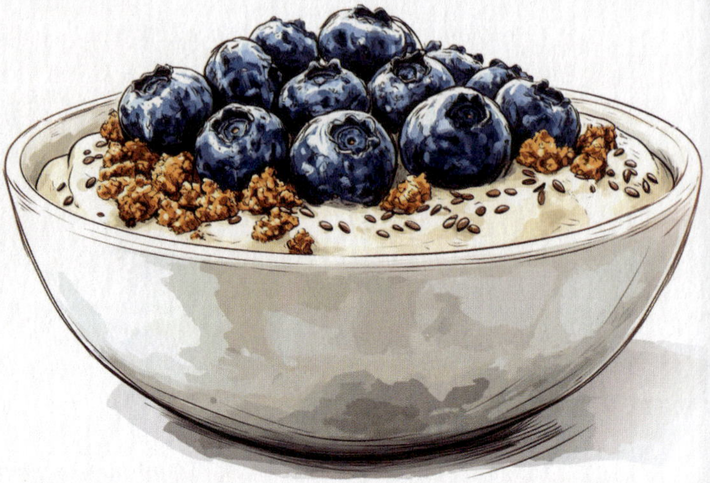

食材

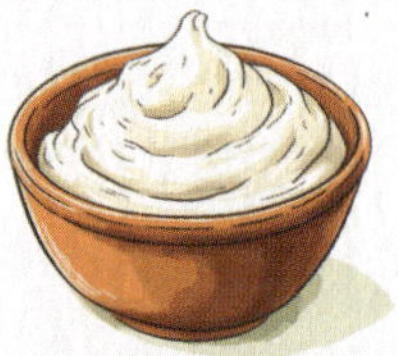

无糖酸奶：150克

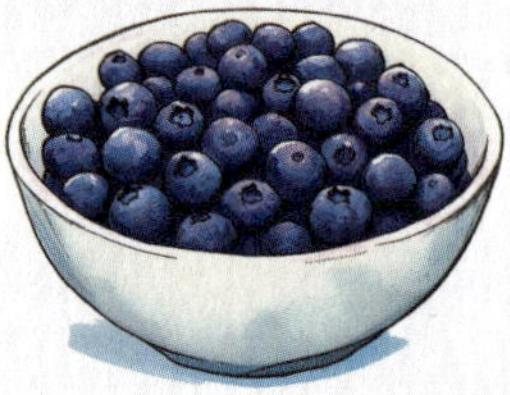

蓝莓：50克

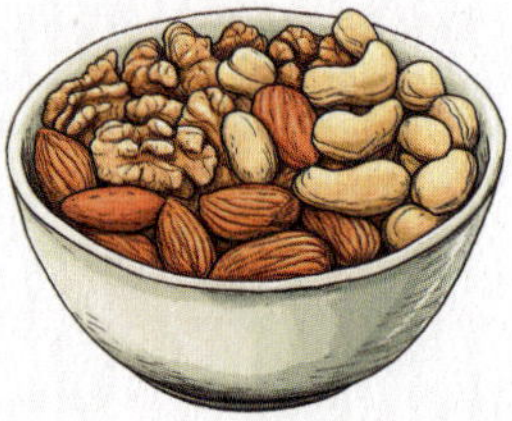

混合坚果：1汤匙

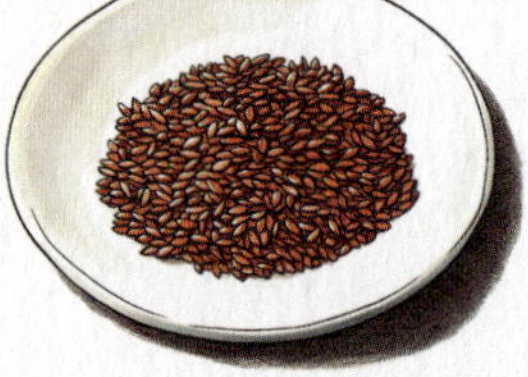

亚麻籽：1茶匙

做法

1. 蓝莓洗净；混合坚果切碎，备用。
2. 将无糖酸奶倒入碗中，加入蓝莓、坚果碎和亚麻籽即可。

抗炎揭秘

- 蓝莓和坚果富含抗氧化剂，有助于抗炎。酸奶除了可以提供丰富的蛋白质，还可以抑制肠道内的有害菌，有助于减轻炎症。

鹰嘴豆饼干

烹饪时间
约25分钟

由鹰嘴豆制作的饼干，带来一种既独特又令人惊喜的口感。每一块饼干都蕴含着大地的质朴风味，外脆内软，伴随着杏仁酱和芝麻的浓郁香气，每一口都散发着自然的韵味，让你的下午茶时光充满安心与满足感。

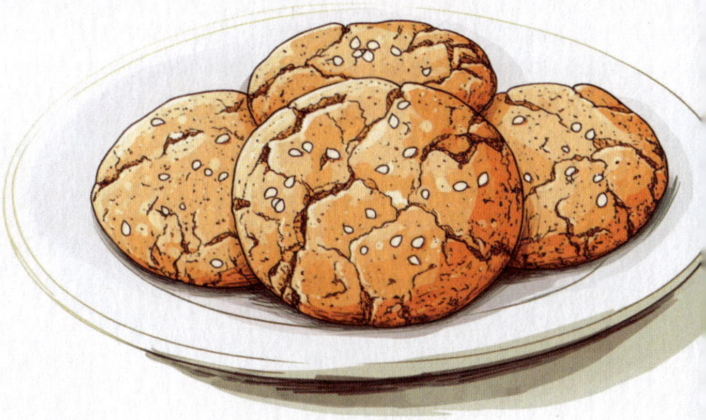

食材

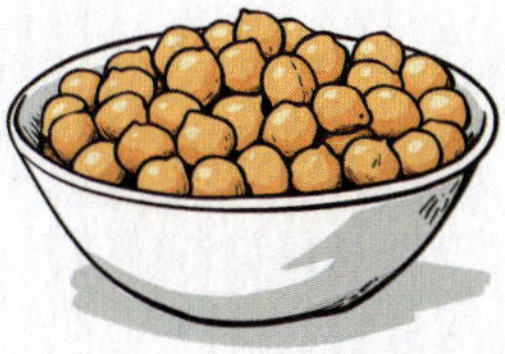

鹰嘴豆罐头：1罐

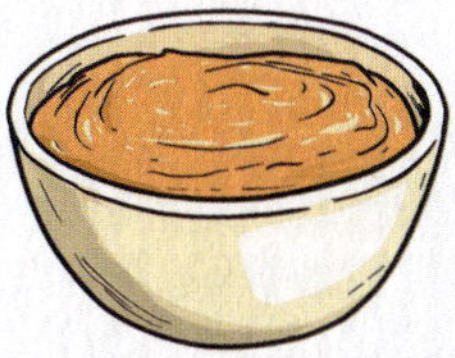

杏仁酱：60克

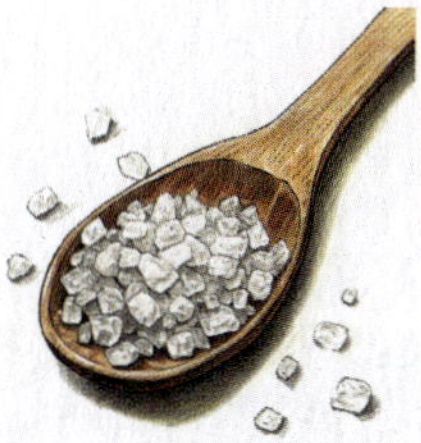

海盐：适量

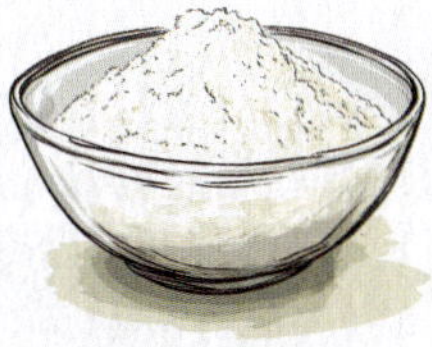

无麸质面粉：50克

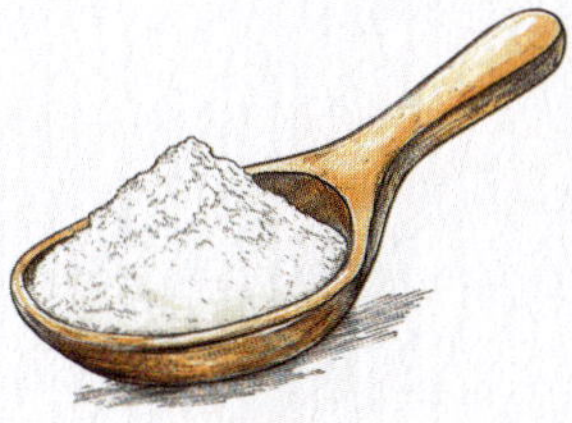

泡打粉：1小勺

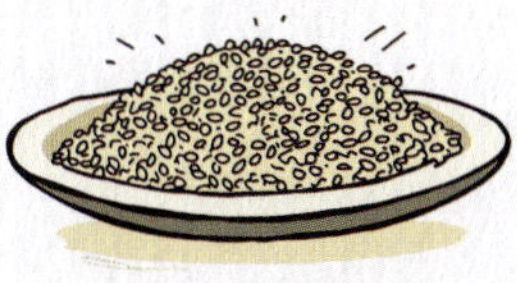

白芝麻：适量

做法

1. 将鹰嘴豆、面粉、泡打粉、海盐倒入料理机中，淋入杏仁酱，打成面糊，加入白芝麻，搅拌均匀。
2. 用硅胶铲将面糊翻拌均匀，用手整形成圆球状。
3. 在烤盘上铺上锡纸，将面球置于锡纸上，依次按扁。烤箱预热至180℃，烤15分钟至饼干金黄酥脆即可。

抗炎揭秘

- 鹰嘴豆富含膳食纤维和植物蛋白，可维持饱腹感，且其属于低GI食物，助于稳定血糖水平并减少炎症反应。杏仁酱提供了天然的抗氧化剂——维生素E，可减少氧化应激，进一步加强抗炎效果。无麸质面粉和泡打粉的搭配，不仅让饼干松软且易于消化，也让这款饼干成为麸质过敏者的理想之选。

芝麻核桃薄脆

烹饪时间
约30分钟

芝麻核桃薄脆是一款简单又令人惊艳的健康小食，浓郁的芝麻香气和核桃的坚果风味相得益彰，轻薄酥脆的口感更是令人一试难忘。选用简单的食材，经过精心控制的烘烤，让每一片都充满了纯粹的自然风味。这款零食尤其适合作为茶歇小点，为日常生活增添一份“小确幸”。

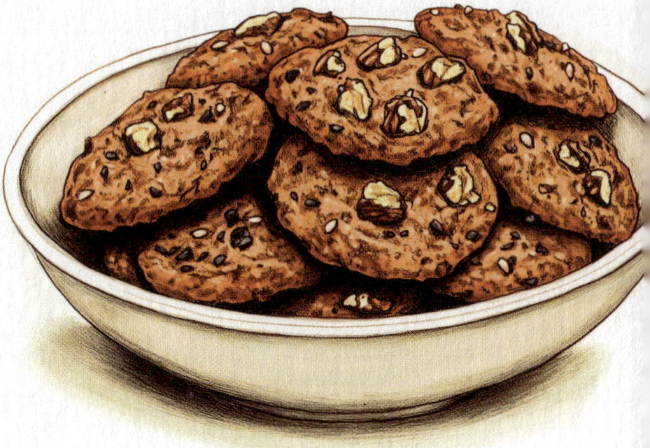

食材

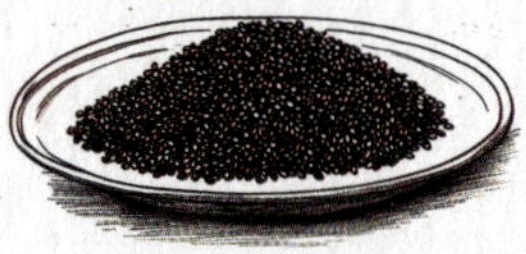

黑芝麻：20克

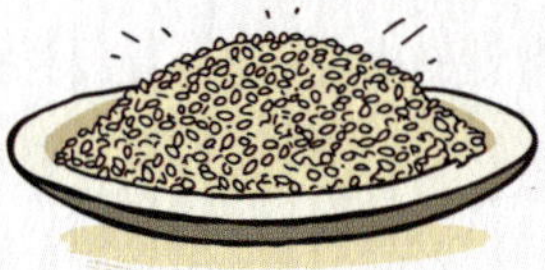

白芝麻：20克

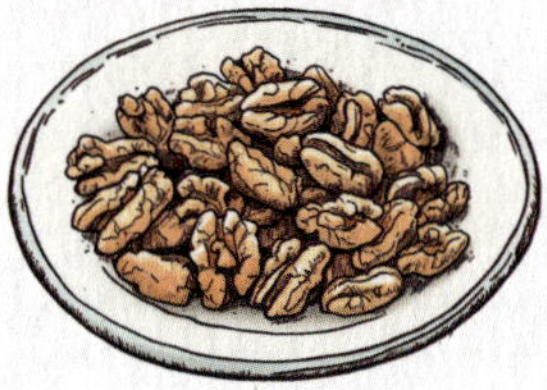

核桃：50克

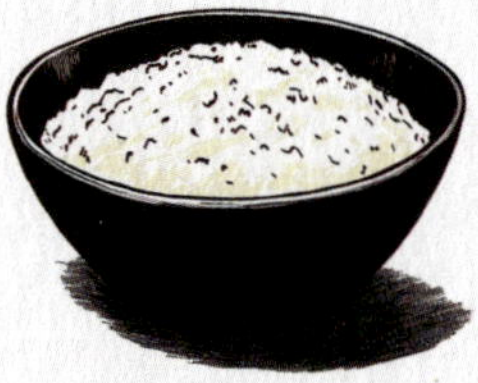

低筋面粉：20克

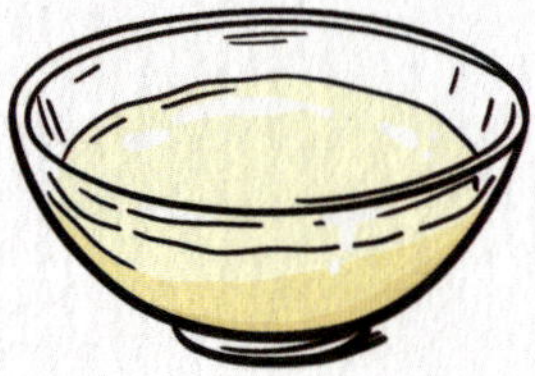

蛋清：2个

做法

1. 核桃切碎，备用。在碗中放入核桃碎、黑芝麻、白芝麻、蛋清，倒入面粉，搅拌均匀。
2. 将混合物均匀地铺在烤盘上，压实，用模具塑形出圆形薄饼状。
3. 预热烤箱至150℃，烤25分钟即可。

抗炎揭秘

- 芝麻富含健康脂肪和维生素E，具有抗氧化和抗炎功效，能保护细胞免受自由基损伤。核桃中的ω-3脂肪酸和多酚类物质对炎症反应具有抑制作用，有助于维护心脑血管健康。

香烤脆皮秋葵条

烹饪时间 约20分钟

香烤脆皮秋葵条是对食材本味的精妙呈现。无须复杂的工艺，秋葵的清新在烘烤中化作一口酥脆，佐以芝麻的香气和黑胡椒的点缀，简单却又令人回味。

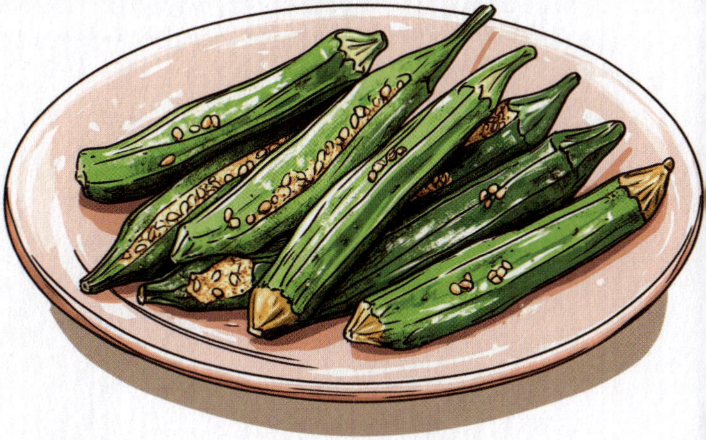

食材

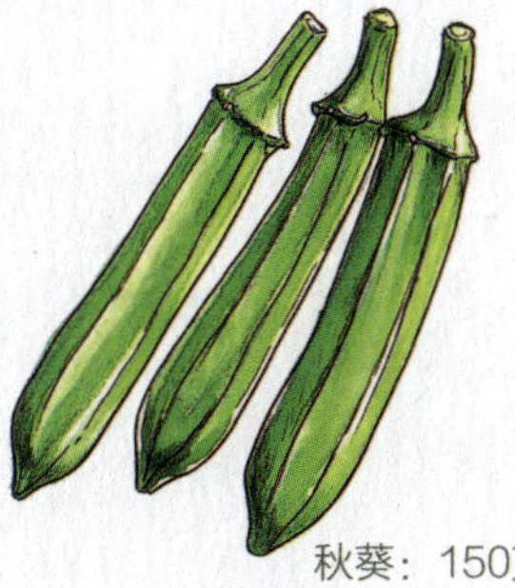

秋葵：150克

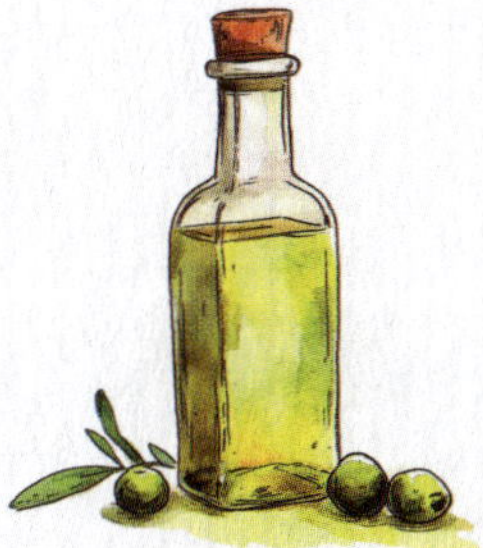

橄榄油：1汤匙

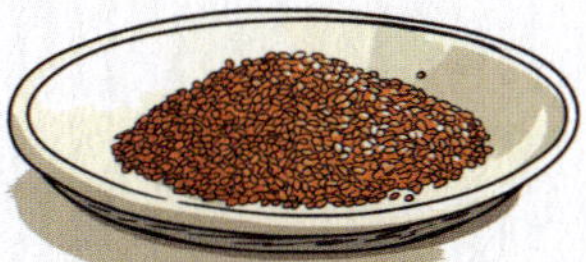

熟芝麻：20克

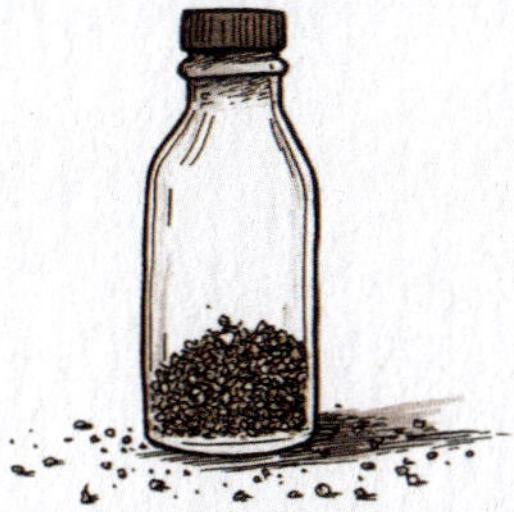

黑胡椒：适量

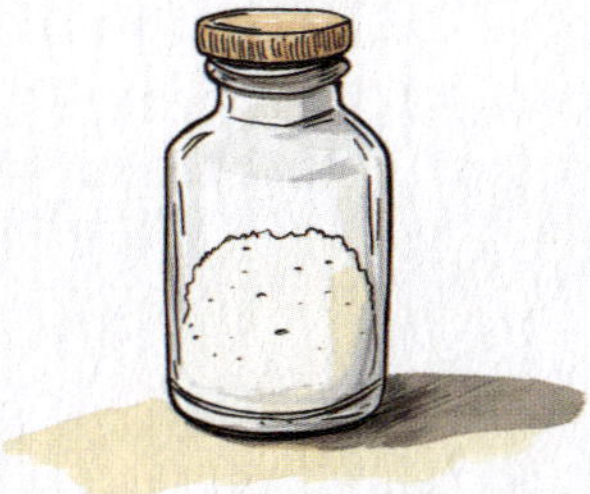

盐：适量

做法

1. 秋葵洗净，晾干水分后均匀刷上橄榄油，撒上黑胡椒和盐。
2. 预热烤箱至180℃，将秋葵放入烤盘，烤15分钟至其出现脆皮，撒上熟芝麻即可。

抗炎揭秘

• 秋葵富含膳食纤维和抗氧化物质，对抗炎和维护消化道健康有益。橄榄油则提供了健康脂肪，而烤制的方式减少了油炸过程中可能产生的有害物质。

第五节 饮品篇：保持清爽与能量的健康饮品

奇亚籽柠檬水

烹饪时间 约20分钟

奇亚籽柠檬水，一款操作简单却蕴含诸多妙处的健康饮品。奇亚籽浸泡后的细腻口感，与柠檬的清新酸爽相遇，让每一口都充满了微妙的层次感。它不仅解渴，更像是一场与身体的对话，为身体带来轻盈与舒适的感觉。

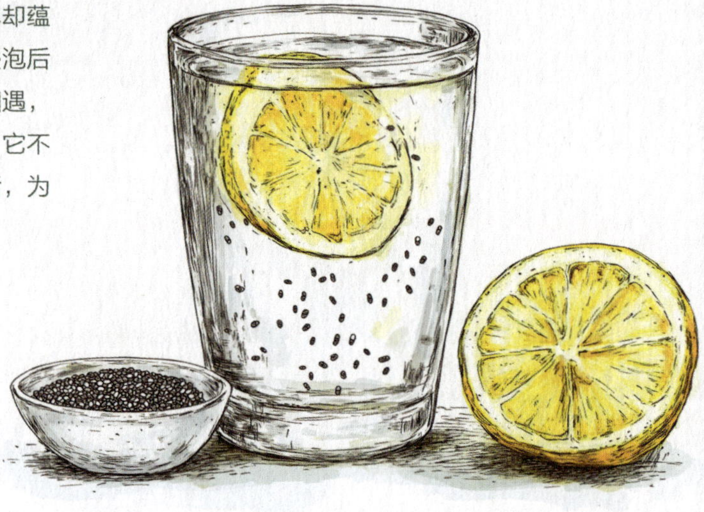

食材

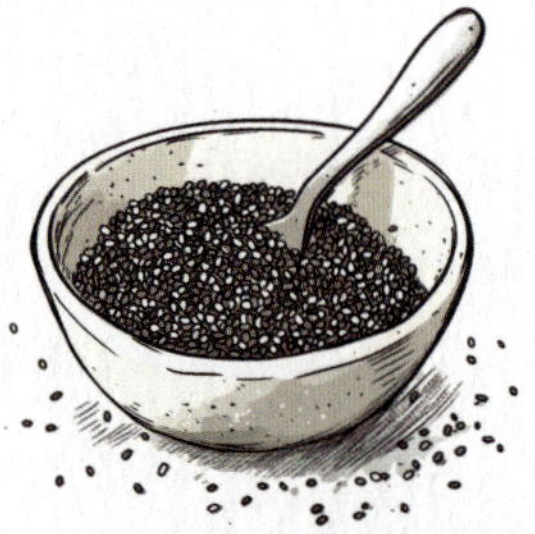

奇亚籽：1汤匙

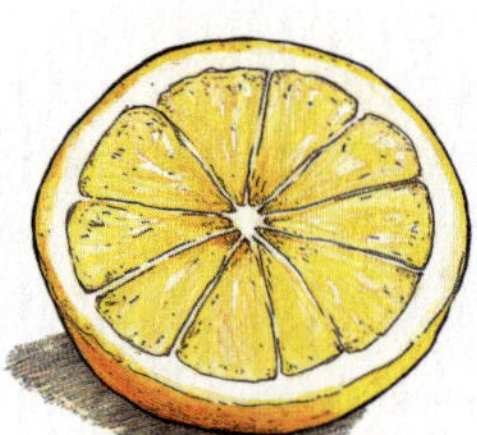

柠檬：2片

做法

将奇亚籽放入纯净水中，静置15分钟，直到奇亚籽吸水膨胀。加入柠檬片，搅拌均匀即可饮用。

抗炎揭秘

- 奇亚籽富含ω-3脂肪酸和膳食纤维，有助于减少体内炎症反应，保护心血管健康，并帮助维持血糖稳定。柠檬则提供丰富的抗氧化物质，能中和自由基、减轻氧化压力。奇亚籽吸水膨胀后形成的凝胶状物质，有助于促进消化系统健康，缓解肠道炎症。

桂花枸杞茶

烹饪时间
约10分钟

桂花枸杞茶，盛满温柔的时光韵味。桂花的清香如缕缕秋风，枸杞子的微甜带来恰到好处的暖意，而红枣则以自然之姿轻轻点缀其间，为茶水增添了一份更健康的甘甜。

食材

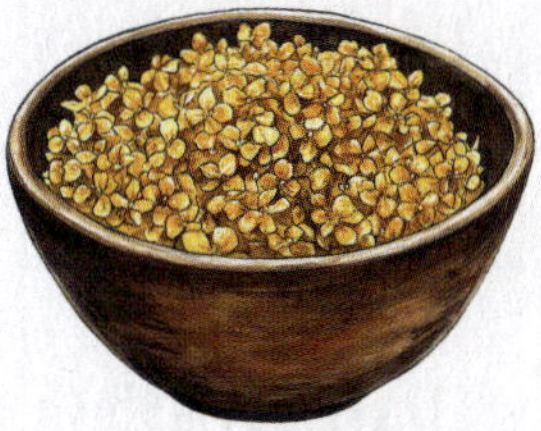

干桂花：1茶匙

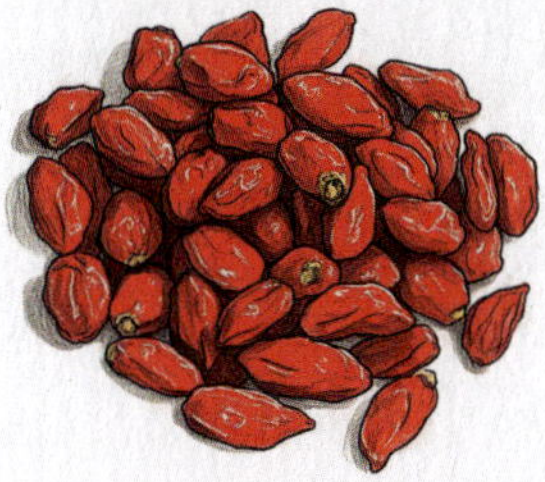

枸杞子：5克

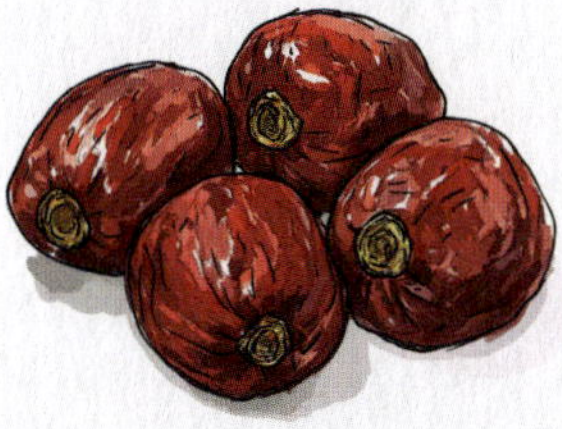

红枣：1～2颗

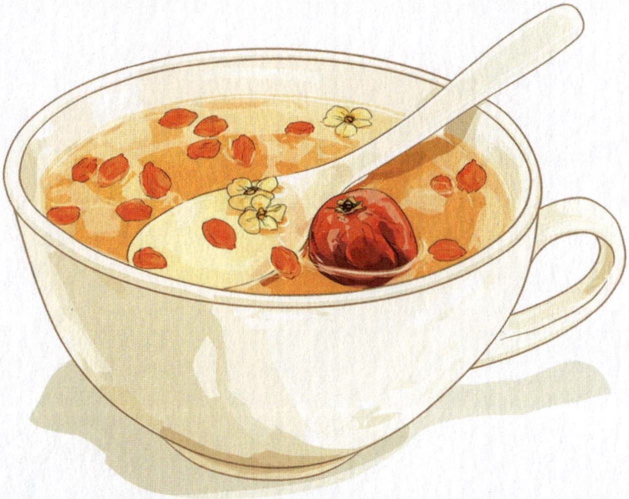

做法

将干桂花、枸杞子和红枣洗净，放入杯中，倒入开水，泡5～10分钟即可。

抗炎揭秘

- 桂花不仅可以增加茶的香气，还有助于舒缓压力。枸杞子富含抗氧化物质，具有抗炎功效。红枣则含有丰富的维生素C和多种微量元素，有助于提升免疫力。

生姜红枣茶

烹饪时间
约10分钟

生姜红枣茶，是一款由古老流传至今的智慧之饮。生姜的微辣与红枣的甘甜在水中交融，每一口既是对味觉的唤醒，也是对内心的安抚。这茶不张扬，却充满力量，带着岁月沉淀的质朴与暖意，让人们在寒凉时节感受到一种贴心的陪伴。两种简单的食材加以煮泡，便可将温暖传递至心底，像一场归家的安心之旅。

食材

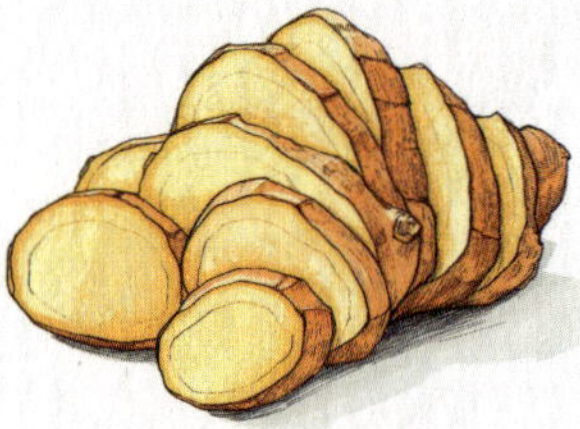

生姜：3片

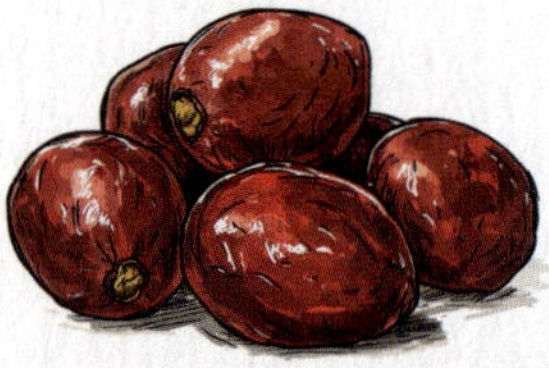

红枣：2颗

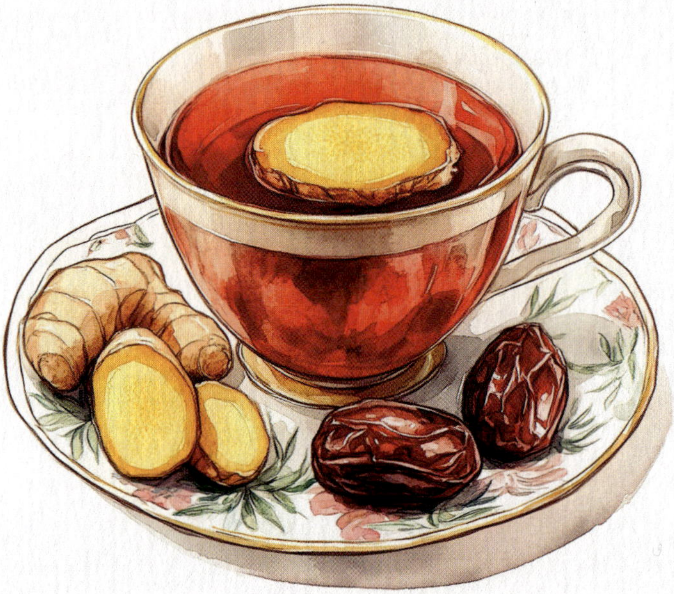

做法

将生姜和红枣洗净，放入锅中，加水煮沸后转小火煮10分钟即可。

抗炎揭秘

- 生姜含有天然的姜辣素，具有抗炎和抗氧化作用，能够有效减轻体内的炎症反应，缓解肌肉酸痛和关节不适。红枣则富含多种抗氧化成分，如维生素C和多酚类物质，二者可以中和自由基，保护细胞免受自由基损害。

蒲公英金橘茶

烹饪时间
约10分钟

一杯蒲公英金橘茶，巧妙融合了草本的清香与果香的甘甜，带来独特的舒适感受。微苦的蒲公英为茶底奠定了基调，甘甜的金橘与温润的胎菊在其中轻盈舞动，层次分明而又和谐统一。这一杯茶，不仅是味觉的享受，更是身心的放松。它将山野的自然气息融入日常生活，化作对身体的滋养和内心的慰藉。

食材

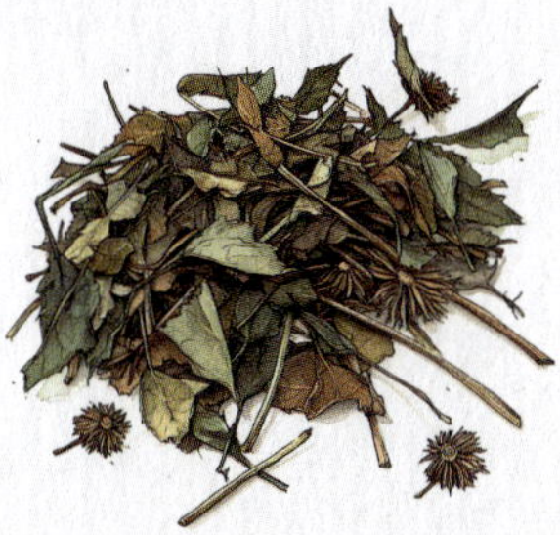

蒲公英干叶：1茶匙

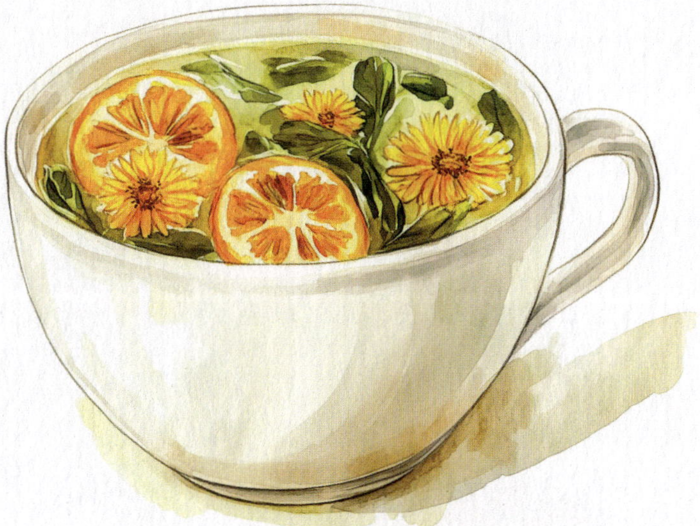

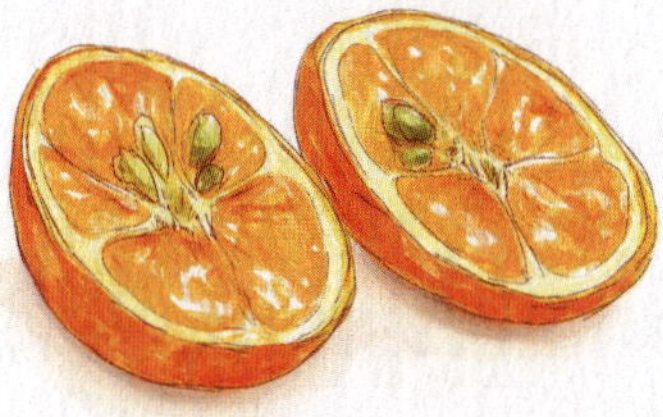

金橘：5克

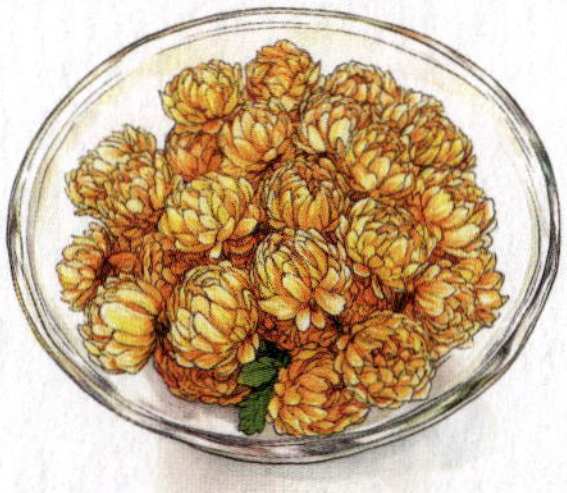

胎菊：5克

做法

将蒲公英干叶、金橘及胎菊洗净，倒入沸水闷泡10分钟即可饮用。

抗炎揭秘

- 蒲公英富含多种植物化学物，有助于减轻体内的炎症反应，帮助清除体内毒素。金橘则含有丰富的维生素C和多酚类物质，能够调节免疫力，对抗自由基，保护细胞。

紫甘蓝蔬果汁

烹饪时间 约5分钟

紫甘蓝蔬果汁是一场视觉与味觉的双重盛宴。紫甘蓝鲜艳的色泽与苹果的清新果香相互碰撞，胡萝卜的自然甜润则为这杯蔬果汁增添了一份活力。无须额外调味，蔬果本身的清新味道就足以令人惊艳。每一口都是对身体的呵护，同时也为日常生活增添了一抹鲜活的美好。简单自然，却满载元气，是忙碌日子里的理想选择。

食材

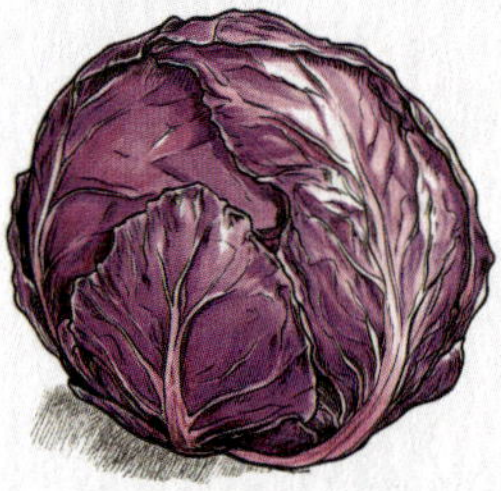

紫甘蓝：100克

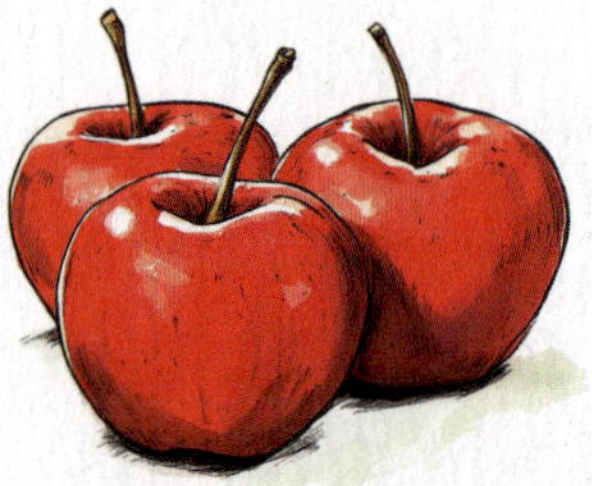

苹果：半个

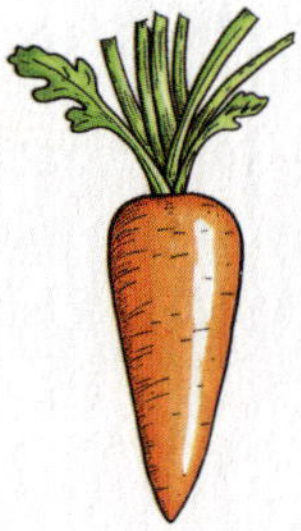

胡萝卜：半根

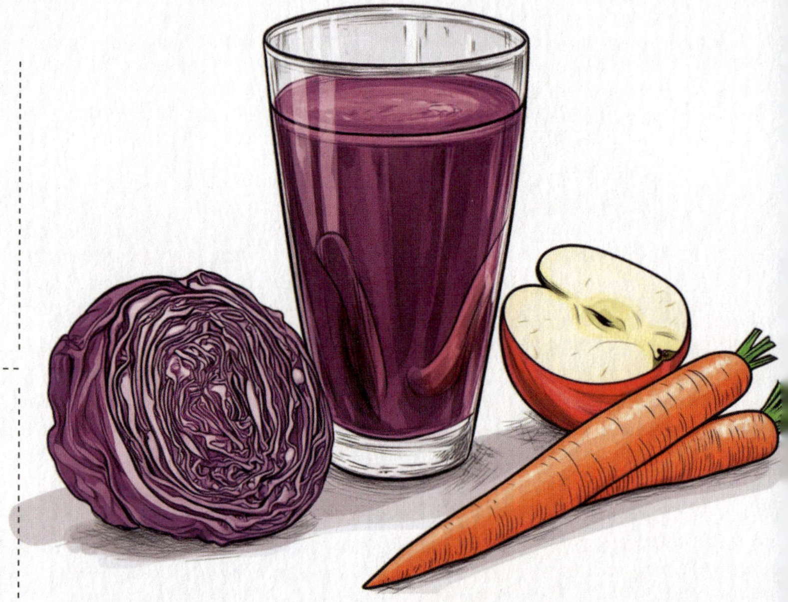

做法

将紫甘蓝、苹果、胡萝卜分别洗净，切块，放入榨汁机中，加入适量水搅拌成汁即可。

抗炎揭秘

- 紫甘蓝富含花青素，具有强效的抗氧化和抗炎作用。苹果和胡萝卜则为蔬果汁增添自然的甜味和清爽口感。

黄瓜柠檬薄荷汁

烹饪时间 约5分钟

黄瓜柠檬薄荷汁，每一口都透着清爽。黄瓜的淡爽与柠檬的酸香相辅相成，薄荷的凉意更为这杯饮品增添了一丝俏皮。简单的搭配，就能让身心得到片刻放松。这种纯净的体验，犹如将夏日的酷热化作温柔的凉风，让你在忙碌的生活中感受到一份简单而轻盈的愉悦。

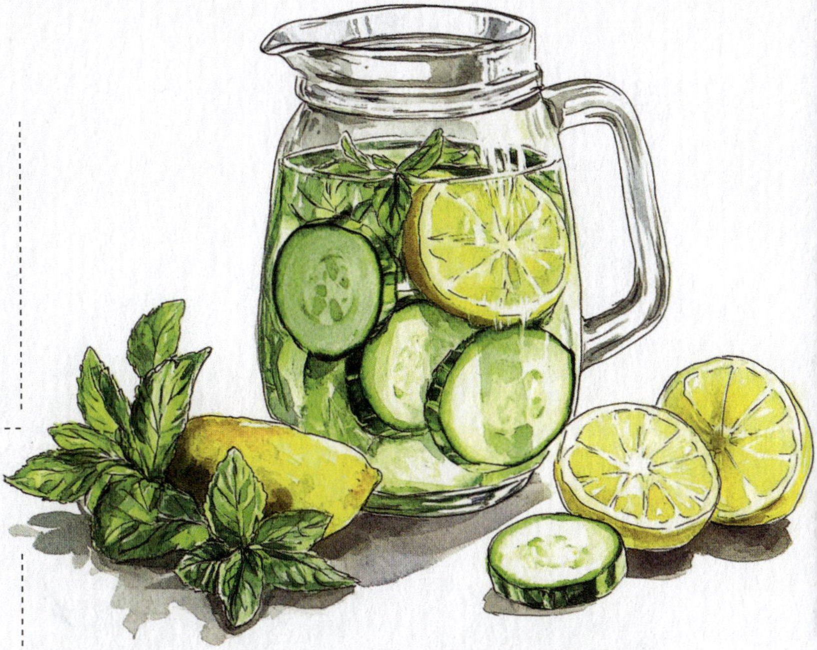

食材

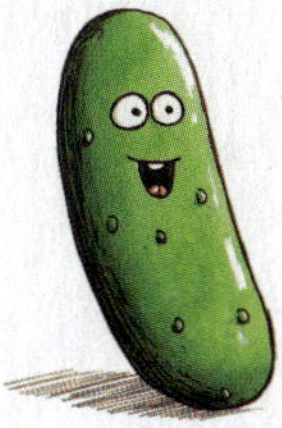

黄瓜：1根

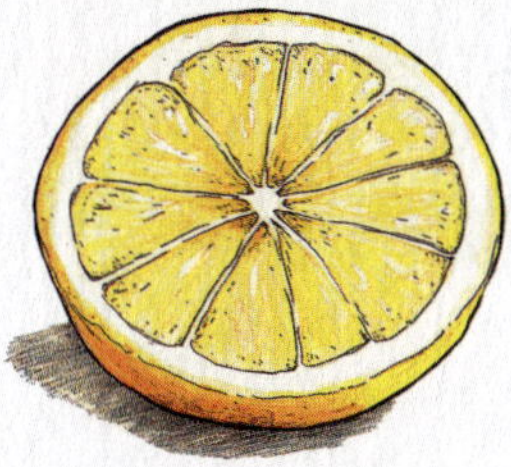

柠檬：半个

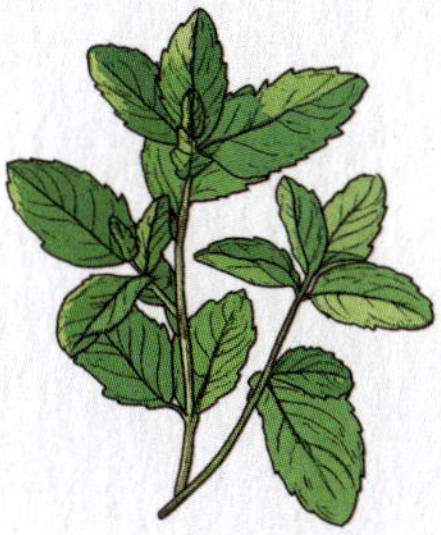

薄荷叶：5片

做法

1. 黄瓜洗净，切片；薄荷叶洗净备用。
2. 将黄瓜片和薄荷叶一起放入杯中，挤入柠檬汁，加入水搅拌均匀即可。

抗炎揭秘

- 黄瓜含水量高，可以清凉解渴。柠檬中的维生素C能调节免疫力。薄荷不仅增添清爽感，其中含有的薄荷醇、薄荷酮等植物化合物还有抗病毒、抗炎的作用。

羽衣甘蓝西芹汁

烹饪时间 约5分钟

羽衣甘蓝西芹汁，用清新蔬果的力量为你注入一天的健康活力。羽衣甘蓝的浓郁绿意、西芹的淡淡清香，再加上苹果恰到好处的酸甜，让这杯果汁既纯净又层次丰富。只需简单几步，便能为你的日常饮食增添一份乐趣。

食材

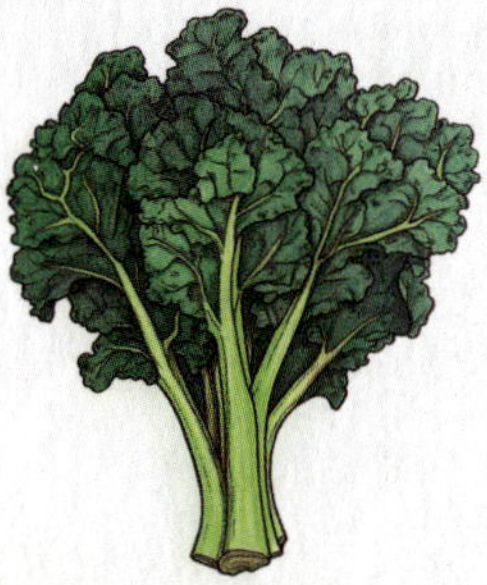

羽衣甘蓝：50克

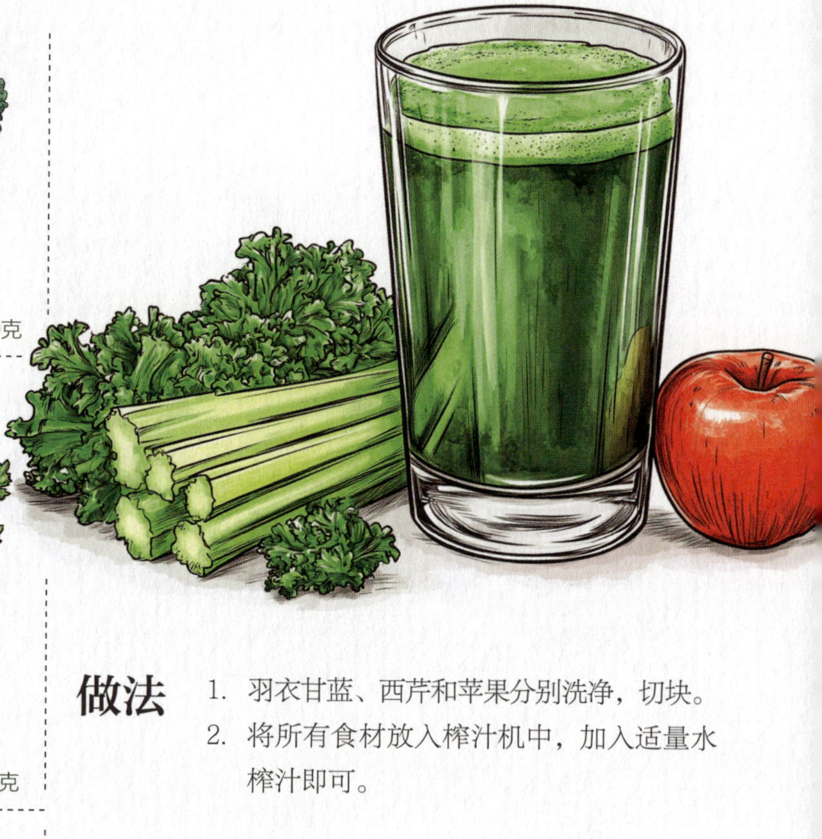

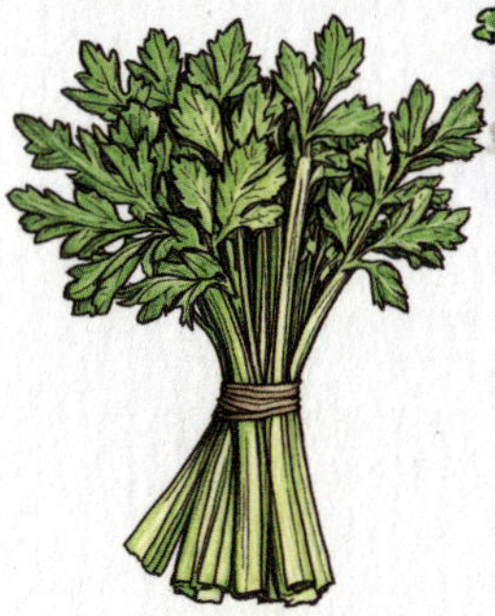

西芹：100克

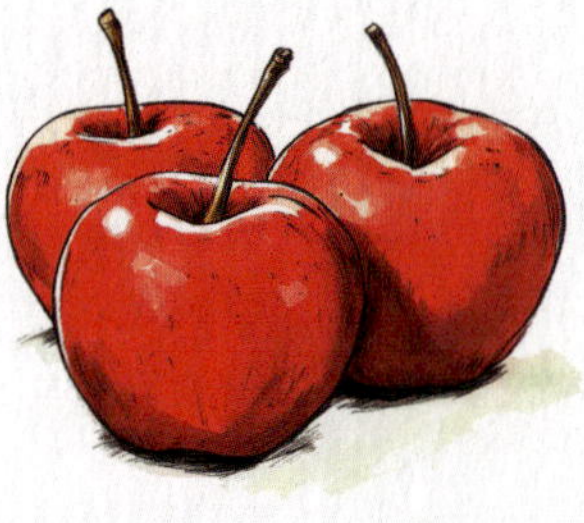

苹果：1个

做法

1. 羽衣甘蓝、西芹和苹果分别洗净，切块。
2. 将所有食材放入榨汁机中，加入适量水榨汁即可。

抗炎揭秘

- 羽衣甘蓝富含抗氧化剂和膳食纤维。西芹有助于排毒和消炎。苹果则为蔬果汁增添了自然的甜味，提升整体口感的同时，还增加了维生素C的摄入量。

姜黄巴旦木奶

烹饪时间
约5分钟

姜黄巴旦木奶宛如一份温暖的礼物。巴旦木的细腻口感与姜黄的微辛，在肉桂的点缀下散发出独特的香气，而适量蜂蜜的甜意恰到好处地将这些丰富的味道融为一体。这款手工制作的植物奶，不仅是对健康的贴心呵护，更是一种注重品质生活的体现。在每一口的醇厚中，感受食物的滋养，及其给内心带来的平和与满足感。

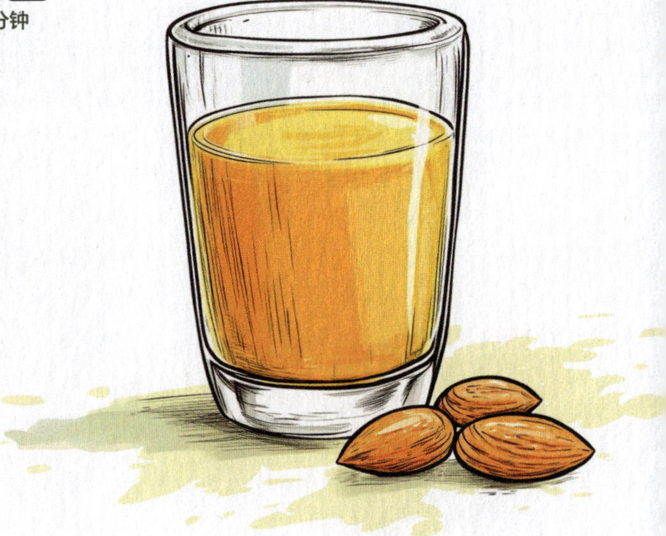

食材

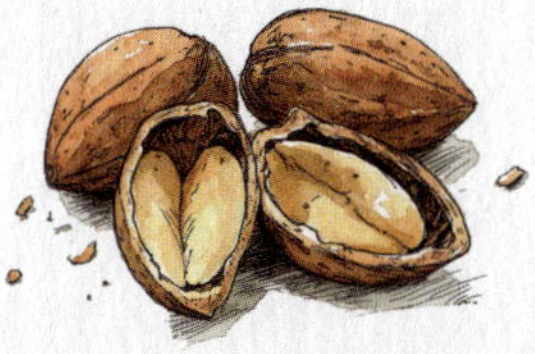

巴旦木：100克

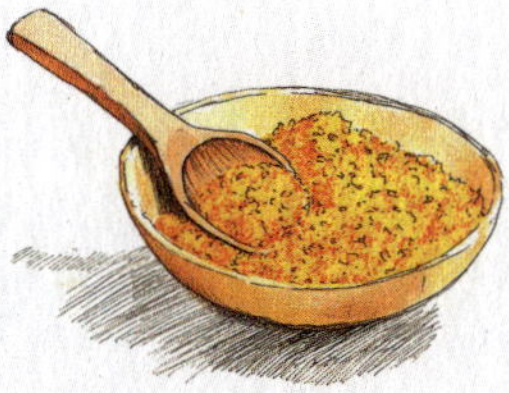

姜黄粉：1/2茶匙

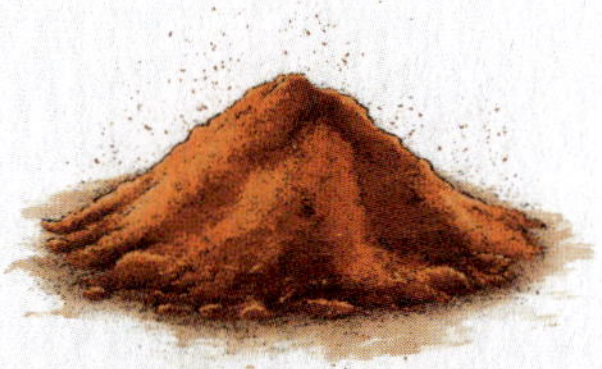

肉桂粉：1/4茶匙

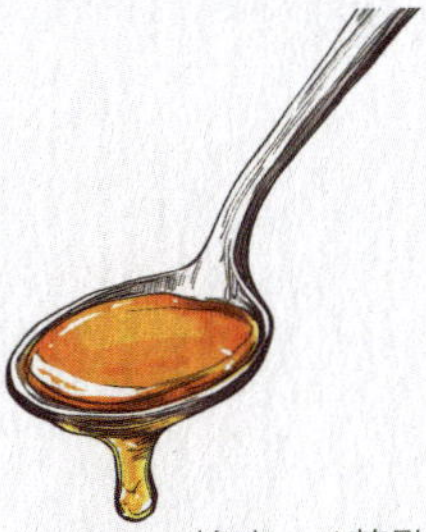

蜂蜜：1茶匙

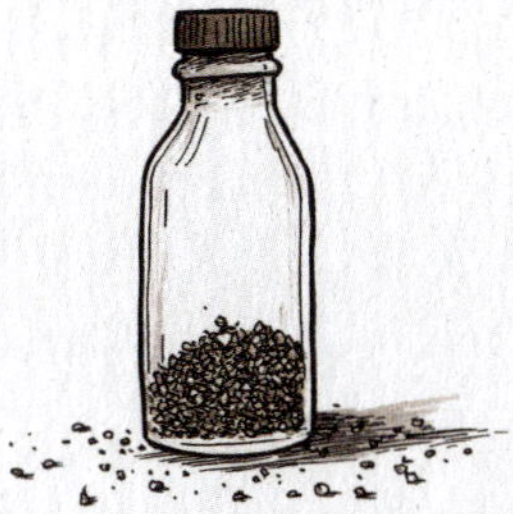

黑胡椒：适量

做法

1. 巴旦木用清水浸泡一晚，沥干。
2. 将巴旦木放入破壁机，加入姜黄粉、肉桂粉、黑胡椒，倒入适量水打汁，调入蜂蜜即可。

抗炎揭秘

- 加入少量黑胡椒能够有效增强姜黄素的吸收，进一步提高抗炎效果。自制的巴旦木植物奶是牛奶的优质替代品，其富含维生素E和健康脂肪，有助于维护皮肤健康和调节免疫力。与牛奶相比，自制植物奶不含可能促炎的乳糖和饱和脂肪，是一种更温和的抗炎饮品，十分适合日常饮用。

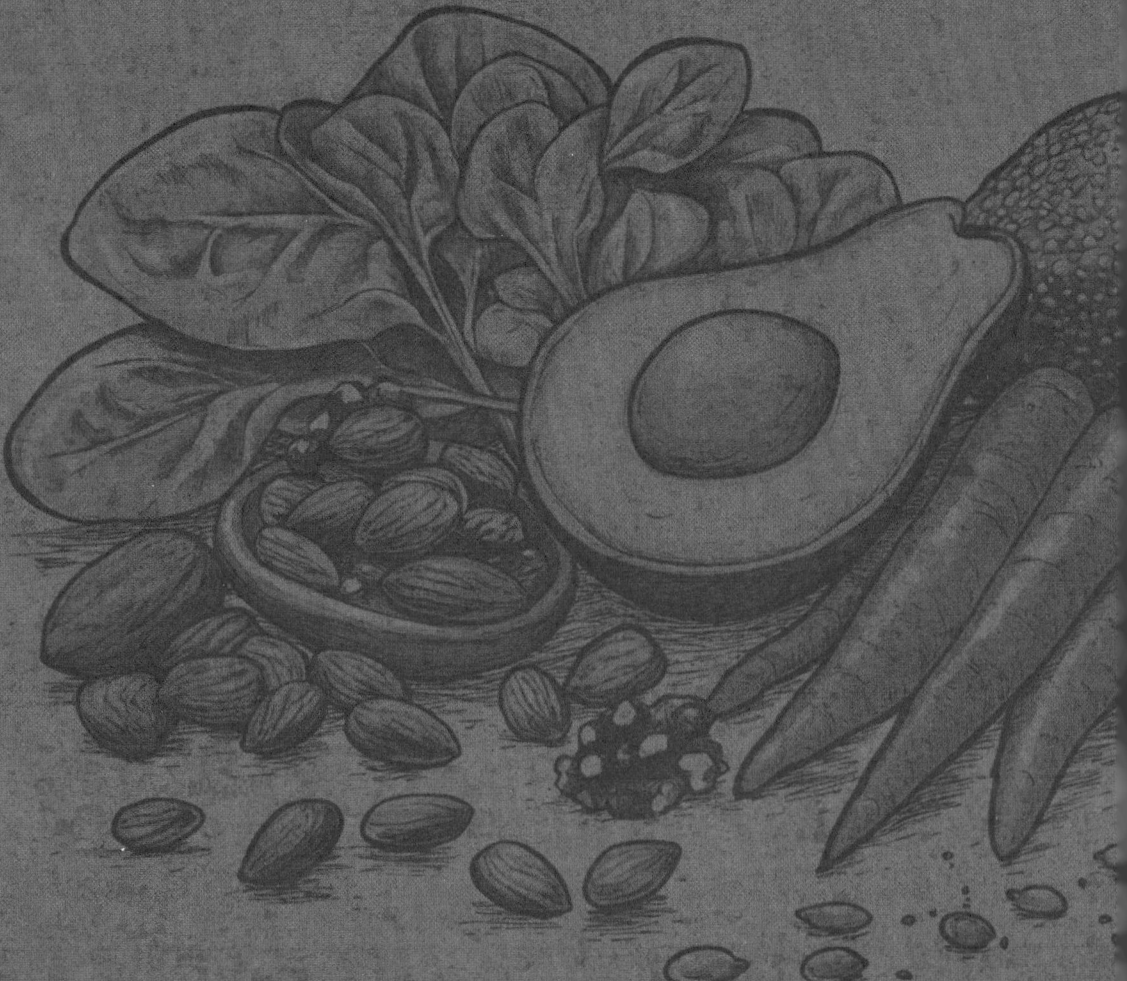

CHAPTER 4

第四章

饮食 + 生活方式，打造抗炎稳糖体质

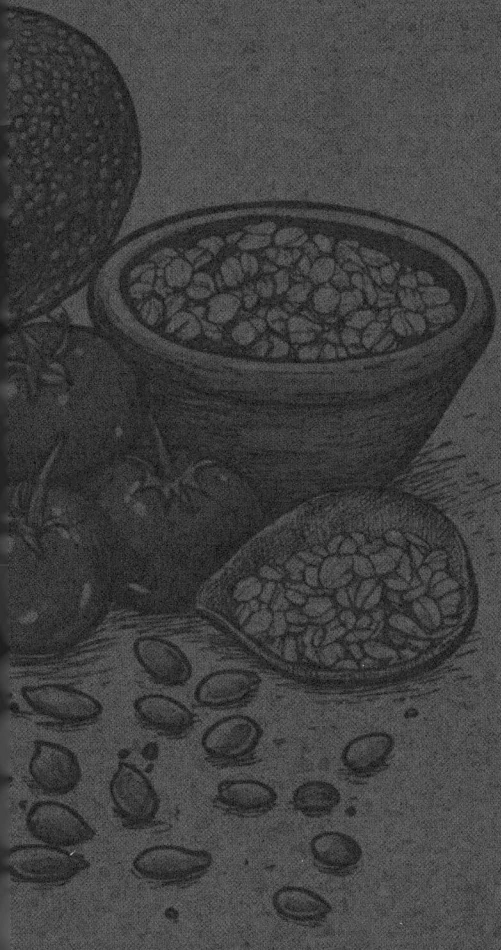

第一节 睡眠与饮食的双向调节

在现代生活中，忙碌的工作和无休止的压力常让我们睡不好、吃不好。而这两个问题往往互相关联，形成恶性循环——睡眠不足让我们更容易胡吃乱吃，而糟糕的饮食又会干扰睡眠。所以，调整睡眠和饮食是打破这一恶性循环的关键，同时也有助于减轻身体的慢性炎症并稳定血糖水平。

睡眠不足如何让身体“乱了套”

当睡眠不足时，体内激素的分泌会发生一系列的变化。

瘦素分泌减少：瘦素是一种使人产生饱腹感的激素，当睡眠不足时，它的分泌量会减少，导致你总是觉得饿。

饥饿素分泌增加：饥饿素是一种刺激食欲的激素，当睡眠不足时，它的分泌量会增加，让你难以控制对高糖高脂食物的渴望。

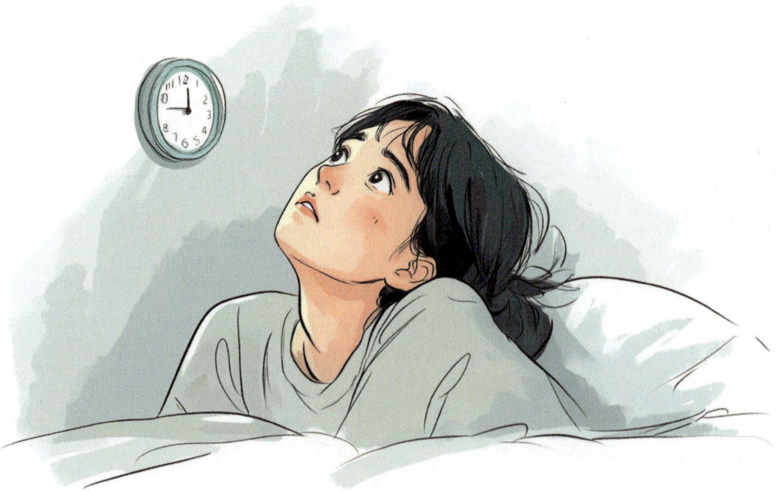

除此之外，睡眠不足还会导致体内的皮质醇水平升高，这是一种压力激素，不仅会导致腹部脂肪堆积增多，还会加剧慢性炎症的发展。长期睡眠不佳会使胰岛素敏感性下降，这容易让血糖失控，从而增加患2型糖尿病的风险。

2021年发表在《睡眠医学评论》（*Sleep Medicine Reviews*）上的一项研究指出，睡眠不足会显著提高炎症标志物的水平，如C-反应蛋白和白细胞介素-6，增加心血管疾病和代谢紊乱的风险。

饮食如何影响睡眠

我们吃的食物会直接影响晚上睡得好不好。如果晚餐吃得太饱，尤其是吃高糖高脂食物，剧烈的血糖波动会让身体处于兴奋状态，肠胃也得不到休息，人在这种状态下就很难快速入睡。相反，以下这些食物能帮助放松神经、改善睡眠。

富含镁的食物：如菠菜、杏仁、南瓜子等，可以帮助放松肌肉和神经。

含褪黑素的食物：樱桃、核桃等天然食材中含有少量褪黑素，能帮助调节生物钟，让人更快入睡。

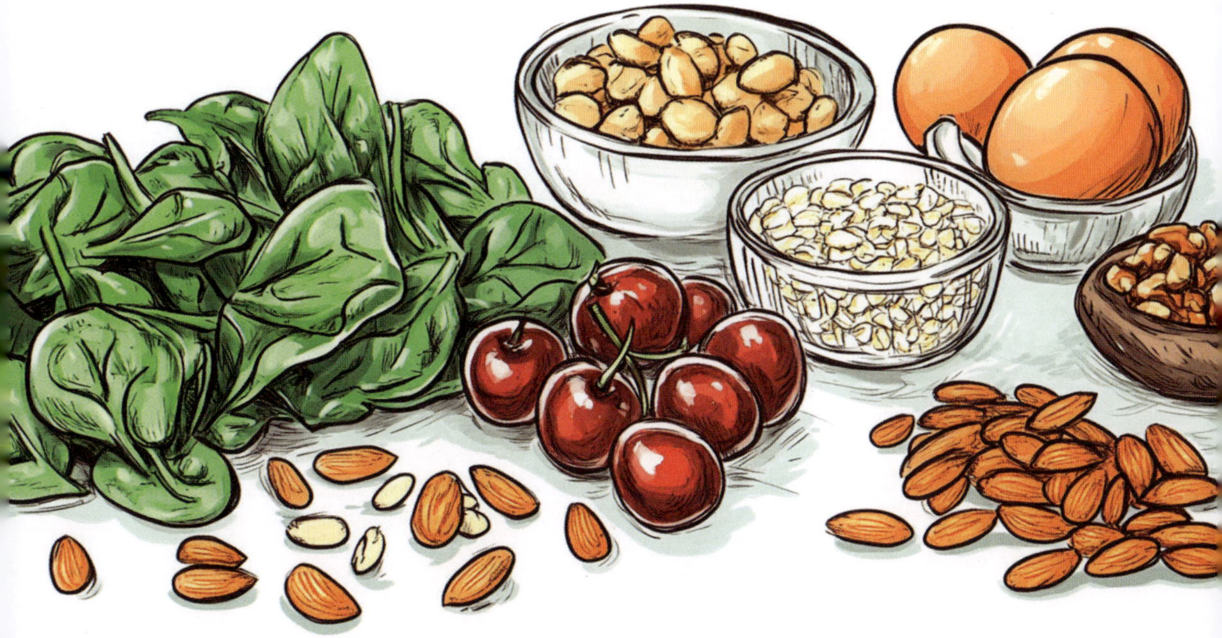

富含色氨酸的食物：火鸡、燕麦、鸡蛋、牛奶、香蕉等食物中的色氨酸是合成褪黑素和5-羟色胺（调节情绪的激素）的原料，有助于提升睡眠质量。

2020年，一项发表于《营养学前沿》（*Frontiers in Nutrition*）的研究表明，食用富含色氨酸和镁的食物可以显著改善睡眠质量，尤其是对于压力大的成年人而言，效果显著。

深度睡眠让身体处于抗炎修复期

优质的深度睡眠对身体健康十分重要，尤其是在抗炎方面。人在深度睡眠时，身体会进入“自我修复模式”。

调节免疫：深度睡眠有助于清除体内的炎症因子，让免疫细胞恢复最佳状态。

减少炎症：睡眠充足的人，其体内的CRP和IL-6水平更低，这些都是慢性炎症的关键标志物。

稳定血糖：深度睡眠还能提高胰岛素敏感性，帮助稳定血糖水平，降低患代谢性疾病的风险。

2019年，一项发表在《睡眠的自然与科学》（*Nature and Science of Sleep*）的研究发现，缺乏深度睡眠的人群，其慢性炎症水平显著高于拥有良好睡眠的人群，长期来看，这将增加他们患心血管疾病和神经退行性疾病的风险。

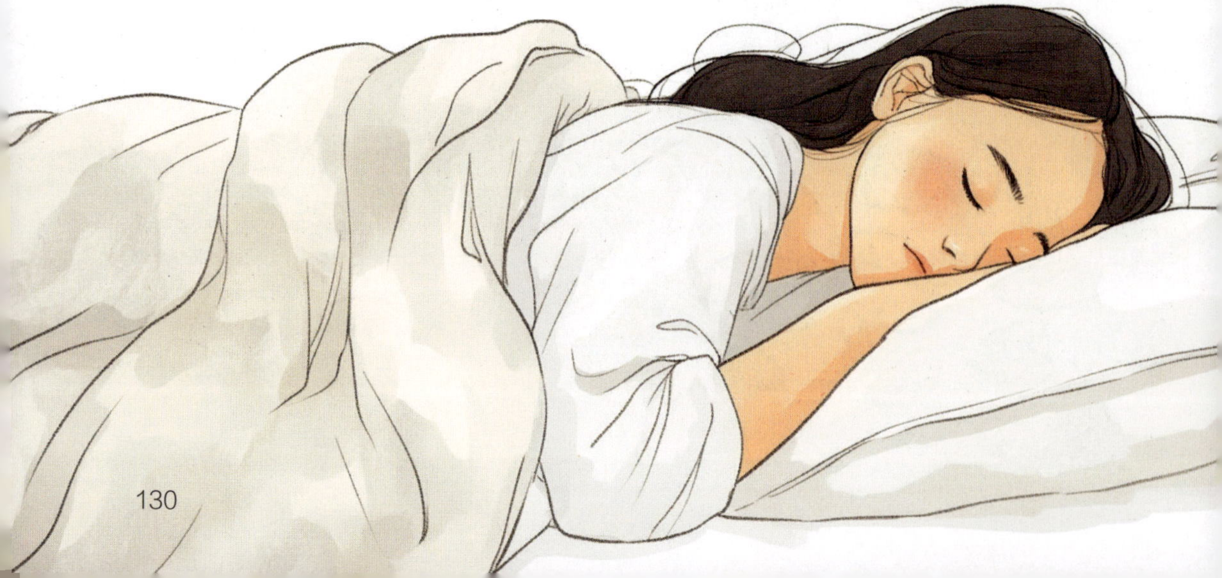

如何通过睡眠与饮食打造抗炎稳糖体质

要使身体真正恢复平衡，睡眠和饮食的配合至关重要。

1. 规律的作息习惯

想要拥有高质量的睡眠，首先要建立规律的作息时间。每天在同一时间入睡和起床，有助于形成稳定的生物钟。这样不仅有利于入睡，还能帮助身体形成更强的自我修复机制，减少炎症反应。

2. 优质的睡眠环境

良好的睡眠质量也离不开环境支持。尽量保持卧室安静、黑暗和凉爽，可以让你更快进入深度睡眠状态。睡前避免看电子屏幕，因为蓝光会抑制褪黑素的分泌，从而影响入睡。

3. 合理安排晚餐与夜宵

晚餐尽量选择清淡易消化的食物，避免过饱或摄入高糖高脂食物。最好在睡前

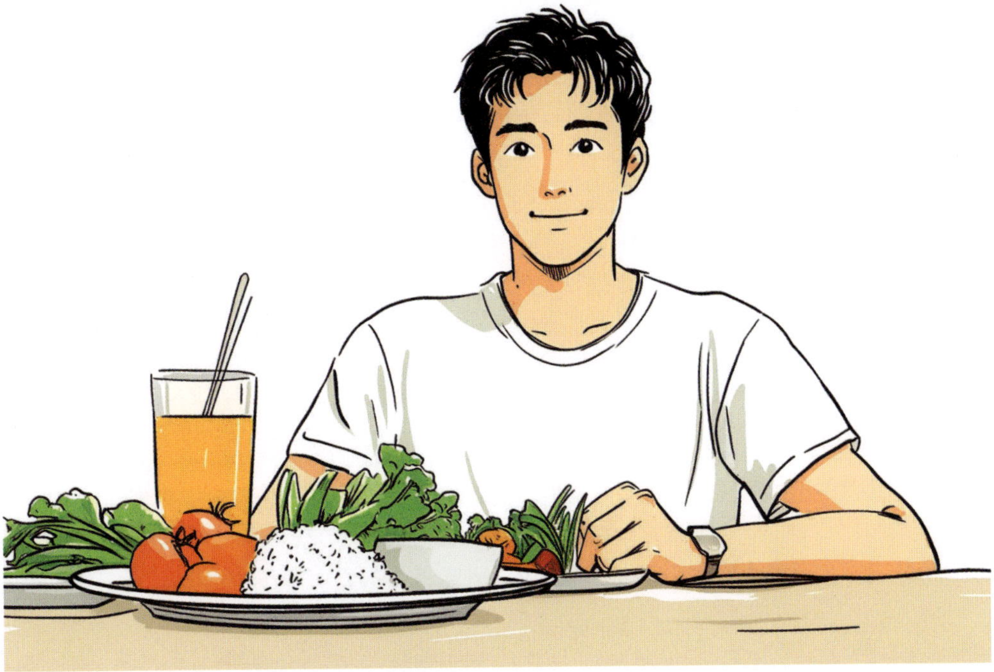

2小时停止进食，以防消化系统过于活跃而影响入睡。如果非得吃夜宵，可以选择富含色氨酸的食物，比如一小把坚果或一杯温牛奶。

4. 增加抗炎食物的摄入

在日常饮食中，多摄入富含抗氧化物质和健康脂肪的食物，比如坚果、莓类水果和绿叶蔬菜等，有助于减少体内炎症并维持血糖平稳。选择三文鱼、核桃等富含ω-3脂肪酸的食物，对抗炎症的效果好。

5. 适度运动

每天适度的运动能够提高睡眠质量，并有助于平稳血糖水平。但要注意的是，避免在睡前进行高强度运动，以免神经过度兴奋，影响入睡。

敲黑板：睡眠和饮食同样重要

睡眠和饮食就像身体的左右手，相互影响、相互调节。良好的睡眠能减轻炎症、稳定血糖，而健康的饮食反过来能促进高质量的睡眠。通过规律的作息、创造优质的睡眠环境、合理的饮食和适度运动，你不仅能睡得更香，还能让身体从慢性炎症和代谢紊乱中逐渐恢复正常。

第二节 如何通过饮食改善情绪和缓解压力

现代生活充满压力，无论是工作、学习还是日常生活，都可能让我们情绪波动。你是否有过类似的体验？下午时分，情绪低落，想吃块蛋糕或喝杯奶茶。这些甜食确实能在短时间内带来愉悦，但随之而来的血糖波动可能让情绪更不稳定。

其实，饮食和情绪的关系比我们想象的更紧密。通过调整饮食，尤其是选择抗炎减糖的饮食，不仅有助于身体健康，还能缓解压力、改善情绪。接下来，让我们来了解如何通过饮食改善情绪、缓解压力。

压力与饮食的“恶性循环”

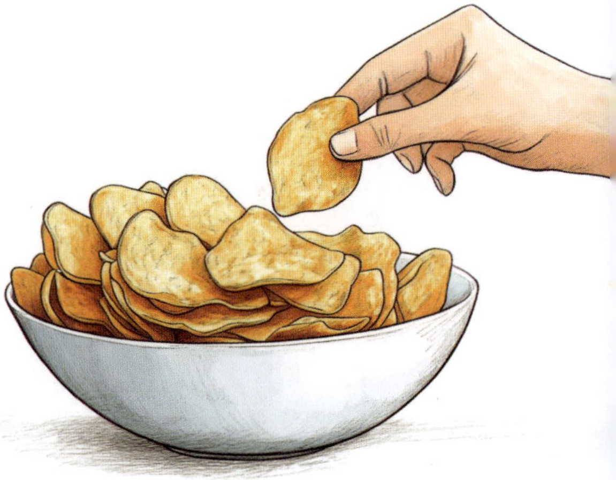

当我们处于高压环境时，身体会分泌一种压力激素——皮质醇。皮质醇的作用是让身体为“战斗或逃跑”做好准备，但它也会增加对高糖、高脂食物的渴望。这就是为什么你越焦虑，越容易被炸薯片、蛋糕这样的“垃圾食品”吸引。

这些“安慰食物”虽然能瞬间提升你的愉悦感，但它们带来的快感很短暂，因为高糖食物会导致血糖快速飙升后迅速下降。结果是你刚体验到的愉悦心情转瞬即逝，随之而来的是更加剧烈的疲惫感、烦躁情绪。此外，长期依赖高糖、高脂饮食不仅会导致肥胖和慢性炎症，还会让进一步加剧心理健康问题。

研究表明，慢性炎症和心理健康密切相关。一项发表于《临床精神病学杂志》（*The Journal of Clinical Psychiatry*）的研究发现，体内炎症因子（如IL-6和TNF-α）的水平越高，焦虑和抑郁的症状就越明显。而这些炎症因子常常与不健康的饮食习惯有关。

抗炎减糖饮食如何改善情绪、缓解压力

那么，是否可以通过健康饮食帮助调节情绪平衡呢？答案是肯定的。抗炎减糖饮食不仅有助于改善体质，还对心理健康具有积极影响。

1. 稳定血糖，稳定情绪

减糖饮食能帮助血糖稳定，避免高糖食物带来的血糖波动。复杂碳水化合物（如全谷物）可以缓慢释放糖分，提供持久能量，使情绪更稳定，避免情绪剧烈起伏。

2. 镁与抗压

富含镁的食物被称为“天然的镇静剂”，有助于缓解压力。这类食物包括深绿色蔬菜（如菠菜）、坚果种子（如杏仁、南瓜子）。感到紧张时，增加镁的摄入有助于缓解神经紧张，带来平静感。

3. 抗炎食物对情绪的修复

富含ω-3脂肪酸的食物，如三文鱼、亚麻籽和核桃等属于抗炎食物，其不仅可减轻体内的炎症，还能通过调节大脑中的神经递质（如血清素）来改善情绪。血清素与愉悦感紧密相关，保持充足的血清素水平有助于我们保持积极的情绪状态。

4. 抗氧化食物的抗压潜力

抗氧化剂可以清除因压力产生的自由基，减少氧化应激对身体的损害。富含抗氧化剂的食物，如深色蔬果、坚果等，能减轻压力反应，增强人体面对挑战的适应能力。值得一提的是，黑巧克力中的多酚类物质可以减少皮质醇的分泌，提升愉悦感。

通过科学合理的抗炎减糖饮食，不仅有助于稳定情绪，还能为心理健康提供有力支持。在面对压力时，合理选择食物会让我们的身心更加轻松愉悦。

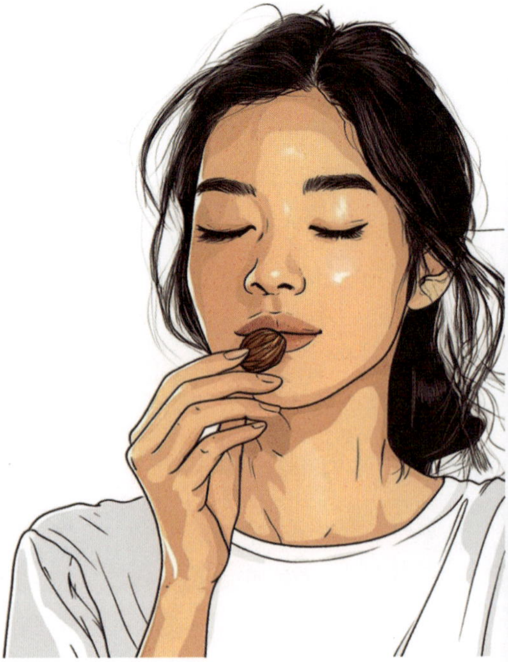

延伸阅读——肠-脑轴的神奇作用

肠道健康与情绪密切相关，这一联系被称为“肠－脑轴”——大脑和肠道通过神经和激素相互作用，而肠道中的微生物在其中发挥重要作用。肠道细菌不仅协助消化过程，还影响大脑中的神经递质，进而调节情绪。

富含益生菌和益生元的食物，如酸奶、泡菜等发酵食品，能够促进有益菌的生长，从而维护肠道健康并改善情绪。蔬果、全谷物等高膳食纤维食物为肠道有益菌提供营养，有助于我们在面对压力时保持冷静，减少焦虑情绪。

打造抗炎减糖的情绪管理方案

鉴于抗炎减糖饮食对改善情绪是有诸多益处，我们可以通过以下简单的饮食调整，来帮助自己在日常生活中更好地应对压力和情绪波动。

1. 早餐吃好，烦恼自少

情绪管理从早餐开始。一份富含蛋白质、健康脂肪和复杂碳水化合物的早餐（如全麦吐司加牛油果和鸡蛋）能提供稳定的能量，帮助我们从早上就保持专注和情绪稳定。

2. 减少精制糖和加工食品

尽量减少含糖饮料、甜点和加工食品的摄入，这些食物只会让情绪和血糖一起坐上“过山车”，使心情“忽上忽下”。

3. 喝足够的水

水分摄入不足会引发疲倦和易怒，所以确保充足的水分摄入有助于保持头脑清醒与情绪稳定。

总之，饮食不仅仅是为了填饱肚子，它也是平稳情绪、缓解压力的重要手段。采取抗炎减糖的饮食方案，我们可以在面对生活的压力和挑战时，保持更加平和与积极的心态。吃得健康，心情自然轻松。让我们从下一顿开始，为情绪和心理健康开一个“饮食处方”。

第三节 运动与饮食：激活身体自愈机制

很多人谈到健康，喜欢把运动和饮食分开讨论——要么专注运动却随意吃喝，要么只重视饮食却缺乏锻炼。运动和饮食其实是一对“最佳拍档”，只有把它们结合起来，才能激活身体的自愈机制，让健康持久。尤其是搭配抗炎减糖的饮食方案，不仅能提升体能，还能让身体更轻盈，心情更愉快。

运动与抗炎减糖饮食：“1+1>2”的效果

1. 稳定血糖，让运动更高效

运动需要能量，可高糖饮食却并不是好选择。因为那些甜点或精制主食（如白米饭、糕点）会让你的血糖忽高忽低，容易让你运动时突然感到疲惫，甚至头晕。而抗炎减糖饮食中的复杂碳水化合物（如燕麦、藜麦、糙米、土豆），能更持久地释放能量，让你保持更好的运动状态。

有研究显示，在运动前吃低GI食物，不仅能延长运动时间，还能减少运动后因疲劳导致的炎症反应。所以，要想跑步不累，力量训练坚持得更好，别忘了给身体补充“靠谱”的能量，而不是随便塞块蛋糕了事。

2. 抗炎食物是运动后的“救兵”

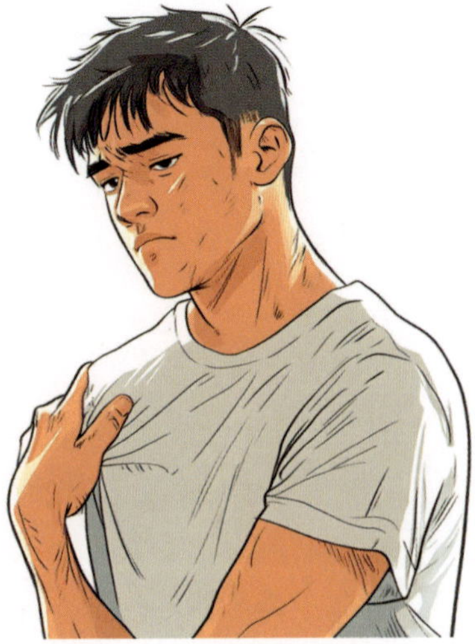

运动本身会引发一些炎症，特别是高强度运动，比如跑步后膝盖隐隐作痛，或者举重后肌肉酸痛。这种炎症虽然是身体修复的信号，但如果轻微炎症“过了头”，反而可能延缓身体恢复。

抗炎食物可以帮忙减少这些麻烦。比如三文鱼和亚麻籽里的ω-3脂肪酸，可以抑制体内促炎物质的过量生成；而蓝莓、草莓等富含抗氧化剂的水果，则能清除自由基，加速身体修复。

2022年发表于《运动医学》（*Sports Medicine*）

的研究显示，富含抗氧化剂的饮食（如饮食中包含蓝莓和樱桃）能显著减少运动后的肌肉酸痛，并加速修复损伤的肌肉纤维。

3. 蛋白质——肌肉修复的关键助手

运动后，如果想让身体尽快恢复或者增肌，蛋白质必不可少。鸡胸肉、水煮蛋、无糖酸奶等富含优质蛋白的食物能给肌纤维“添瓦加砖”，修补运动中造成的微小损伤。

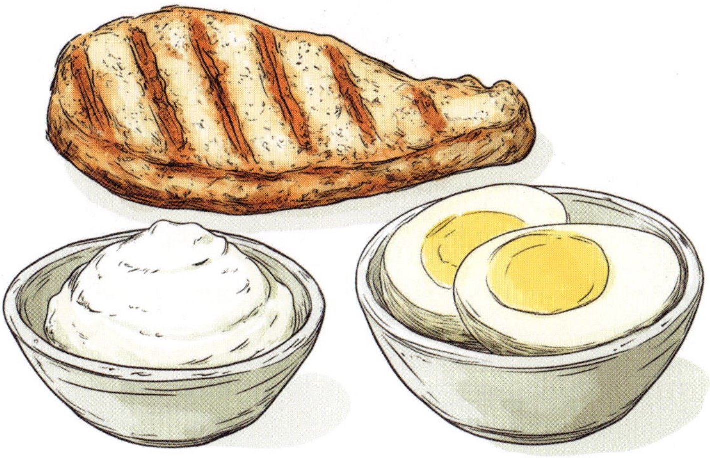

根据《国际运动营养学会杂志》（*Journal of the International Society of Sports Nutrition*）的建议，力量训练者每天每千克体重摄入1.6～2.2克蛋白质有助于肌肉修复，尤其是运动后30分钟内摄入蛋白质效果最佳。所以，运动后可以适量吃点高蛋白的健康食物，让你更快恢复元气。

运动：强化饮食健康效果的助力

1. 控制血糖更容易

有氧运动，比如跑步、骑车，能提高细胞对胰岛素的敏感性。简单来说，就是身体利用血糖的效率提高了，能更有效地把摄入的糖分转化为能量供身体使用，而不是转化成脂肪储存。这对于想控制体重或稳持血糖稳定的人来说，无疑是一个好消息。

一项研究发现，每周坚持3～5次中等强度运动，可以让血糖波动减少近30%。再搭配减糖饮食，效果会更明显。

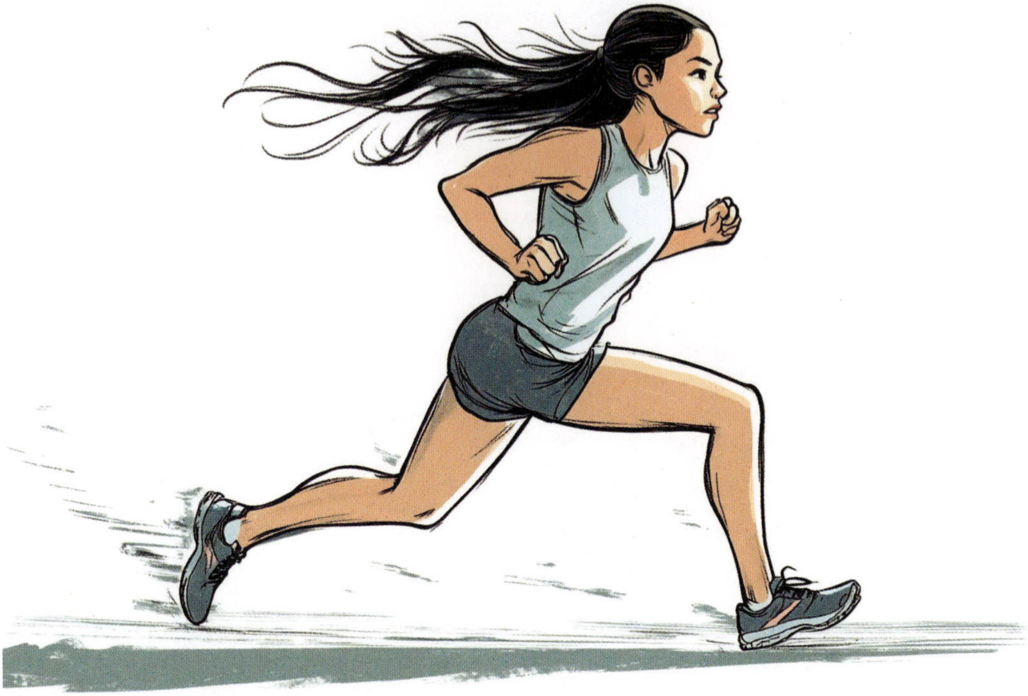

2. 减少内脏脂肪，炎症更少

内脏脂肪，简单来说就是堆积在腹腔内的“隐形脂肪”。它不仅让腹部鼓出，还容易诱发慢性炎症。如果你发现自己的小腹突出，这可能是内脏脂肪开始累积的一个信号。

好消息是，高强度间歇训练（HIIT）等一些运动能有效消耗这些脂肪。同时，抗炎饮食中强调的健康脂肪，还能抑制体内炎症因子的产生，帮身体“灭火”。

3. 提高代谢，燃烧更多脂肪

运动的价值不仅在于活动期间的能量消耗，运动后的“后燃效应”同样至关重要。例如，力量训练能提升你的基础代谢率，使身体进入一种高效的“燃脂模式”。在此基础上，如果平时再控制糖分的摄入，脂肪的燃烧速度会更快。

研究表明，力量训练后基础代谢率能提升5%～10%。这意味着，即使在你休息的时候，身体也在“悄悄”减脂。

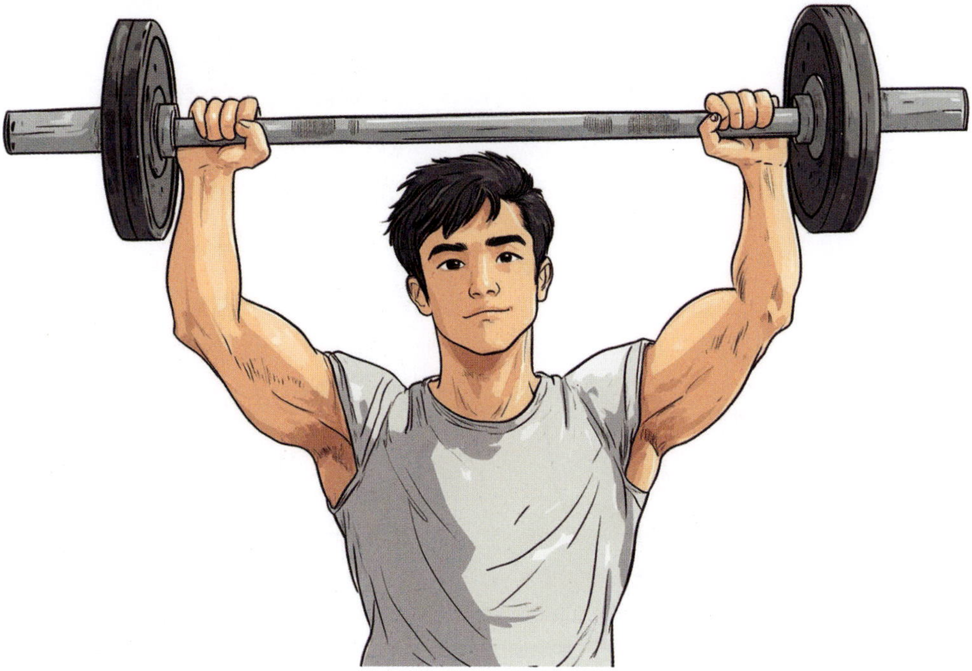

如何科学结合运动与抗炎减糖饮食

1. 运动前吃对“燃料”

运动前1～2小时，可以选择一些低GI的碳水化合物食物，如燕麦粥、全麦吐司搭配少量花生酱。这些食物能量释放缓慢，能帮你在运动中保持更持久的耐力，同时减少体能耗尽的风险。

2. 运动后的“恢复餐”

运动后30分钟内，是身体吸收养分的黄金时间。建议你选择以下食物。

1个煮鸡蛋 提供蛋白质

1杯无糖酸奶加蓝莓 提供蛋白质+抗氧化剂

1片烤全麦面包配牛油果 提供碳水化合物+健康脂肪

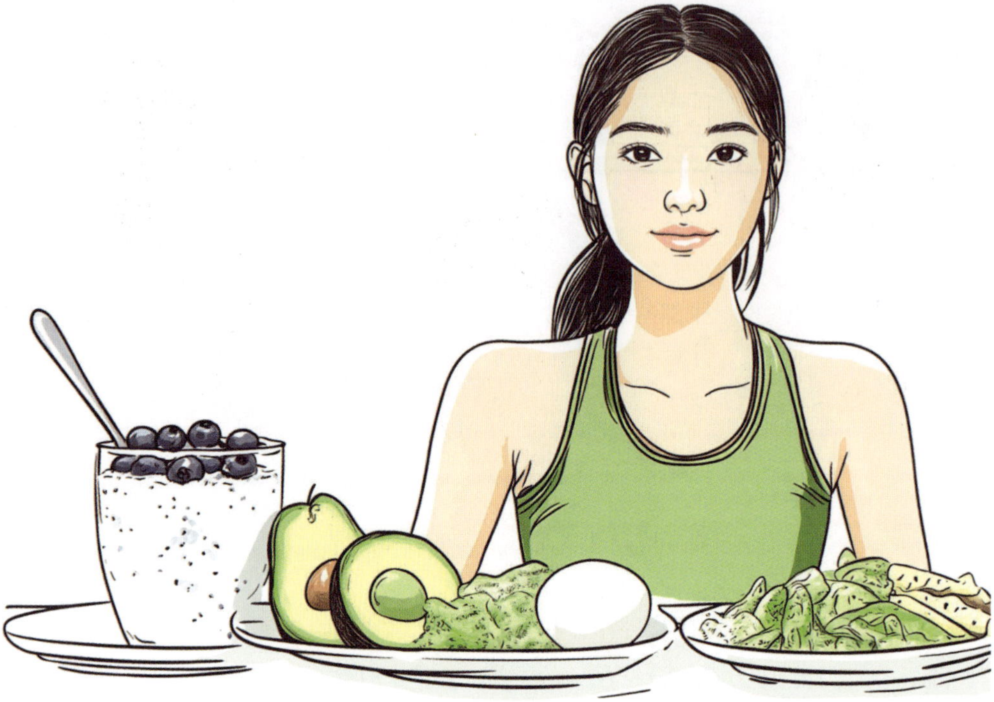

这样的搭配既能补充肌肉修复需要的蛋白质，又能协助身体“清理”因运动而产生的自由基。

3. 保持运动习惯，找到适合自己的节奏

刚开始运动时，不必急于追求高强度。建议每周进行3～5次中等强度的有氧运动，如快走、游泳；每周进行1～2次力量训练，这样可以逐步提升代谢率、增加肌肉质量。

如果你喜欢瑜伽或者普拉提这类低冲击性的运动，它们也能有效减轻压力，促进身体平衡。关键在于找到适合自己的运动方式，并坚持下去。

第四节 每日抗炎饮食计划：为不同年龄和健康状况量身定制

抗炎减糖饮食作为一种能够帮助维持健康、预防慢性病的饮食方式，备受人们青睐。但是每个人的身体状况和需求都不尽相同，如何根据自身实际情况制订饮食计划，以获取最大益处？接下来，我们将针对不同人群提供个性化的抗炎减糖饮食建议，让你吃得健康又美味。

素食者的抗炎减糖饮食：营养均衡、能量充足

素食者在追求抗炎减糖饮食的同时，需要特别关注蛋白质、铁和维生素B_{12}的摄入，以确保营养均衡。通过选择优质的植物蛋白和富含抗氧化成分的食材，素食也可以满足身体所需，并减少体内炎症。

素食者抗炎减糖饮食要点

富含蛋白质的早餐：素食者可以选择豆制品（如豆腐、豆浆）、坚果和全谷物来满足蛋白质需求。早餐可以搭配全麦吐司、燕麦粥和坚果，以提供持续的能量，避免上午时段可能出现的疲劳感。

摄入富含ω-3脂肪酸的植物性食物：亚麻籽、奇亚籽和核桃等富含ω-3脂肪酸，有助于降低炎症，维持大脑功能。这些食物不仅可以提供健康脂肪，还有丰富的抗炎成分。

健康零食替代加工食品：可以选择杏仁、胡萝卜条、苹果片等天然食物作为零食，无糖酸奶加蓝莓也是不错的选择，既能满足味蕾，又没有糖分负担。

确保铁和维生素C的搭配：植物性铁来源（如菠菜、羽衣甘蓝、鹰嘴豆、红扁豆）与高维生素C的食物（如橙子、草莓）搭配食用，可以促进铁吸收。

一日饮食示例

早餐 豆浆+燕麦粥+杏仁+蓝莓

午餐 藜麦沙拉+烤彩椒+菠菜+鹰嘴豆+橙子

晚餐 红扁豆汤+糙米+蒸西蓝花+胡萝卜条

零食 无糖酸奶+奇亚籽+草莓

贫血者的抗炎减糖饮食：补铁护血，提升体能

对于贫血者来说，选择富含铁、蛋白质和维生素B_{12}的食物十分关键。通过摄入适量红肉、动物肝脏、动物血等富含高吸收率铁的食物，再搭配富含维生素C的蔬果，能够改善贫血，同时减少体内的炎症反应。

贫血者抗炎减糖饮食要点

贫血者应选择富含铁的食物，如鸡肝和鸡蛋（血红素铁的良好来源），以及菠菜等绿叶蔬菜（非血红素铁的良好来源）。植物性铁的吸收率较低，但与富含维生素C的食物（如番茄、柠檬、猕猴桃）搭配，能显著提高铁的吸收率。这种组合能在提供铁的同时减少身体的氧化应激。

红肉（如牛肉、羊肉）是优质蛋白的来源，有助于促进红细胞生成。而深海鱼类（如三文鱼）不仅提供优质蛋白，还富含ω-3脂肪酸，有助于缓解体内的炎症反应，同时有益于心血管健康。

叶酸和维生素B_{12}是贫血者不可或缺的营养素。绿叶蔬菜（如菠菜、羽衣甘蓝）和豆类是叶酸的良好来源，动物性食物和奶制品通常富含维生素B_{12}，这些营养素协同作用，共同促进红细胞生成。

低GI的主食，如藜麦、红薯和全麦制品，可以避免血糖的大幅波动，为身体提供持续稳定的能量供应，从而缓解贫血引起的疲劳感。

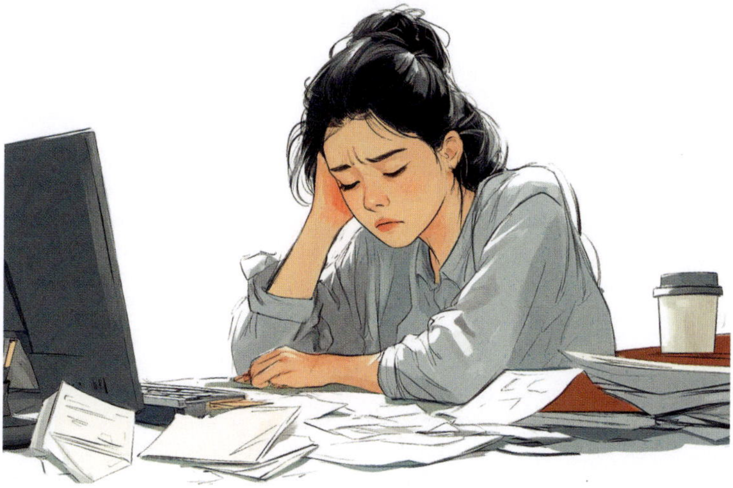

一日饮食示例

- 早餐 全麦吐司＋煮鸡蛋＋鸡肝＋橙子
- 午餐 藜麦饭＋炖牛肉＋凉拌菠菜＋蒸西蓝花＋猕猴桃
- 晚餐 蒸红薯＋烤羊排＋白灼芥蓝＋番茄沙拉（加亚麻籽油）
- 零食 无糖酸奶＋草莓＋杏仁

中老年人的抗炎减糖饮食：预防慢性病，保持活力

中老年人随着年龄的增长，代谢减慢，肌肉流失加速，同时关节和心血管开始出现问题。因此，中老年人的饮食需要更加注重抗炎减糖，以预防慢性病、维持健康体重，并提供充足的营养来保持身体活力。

中老年人抗炎减糖饮食要点

多摄入抗氧化剂，减少炎症：中老年人应特别关注摄入富含抗氧化剂的食物，如蓝莓、菠菜、番茄等，这些食物有助于减少体内的炎症反应，从而减少患慢性病的风险。

控制血糖，远离糖尿病：中老年人由于胰岛素敏感性下降，因此需要控制糖分摄入，特别是精制糖和高GI食物。建议选择富含膳食纤维的食物，如燕麦、绿叶蔬菜等，帮助控制血糖水平。

增加钙和维生素D，强健骨骼： 骨骼健康对中老年人至关重要。建议多吃富含钙和维生素D的食物，如牛奶、无糖酸奶、大豆制品等。并适当晒太阳来促进钙吸收，从而维护骨骼健康。

增加优质蛋白，保持肌肉量： 随着年龄的增长，肌肉流失速度加快。因此应增加优质蛋白的摄入，如瘦肉、豆类、鸡蛋、鱼类等，这些食物有助于维持肌肉力量和活力，提高生活质量。

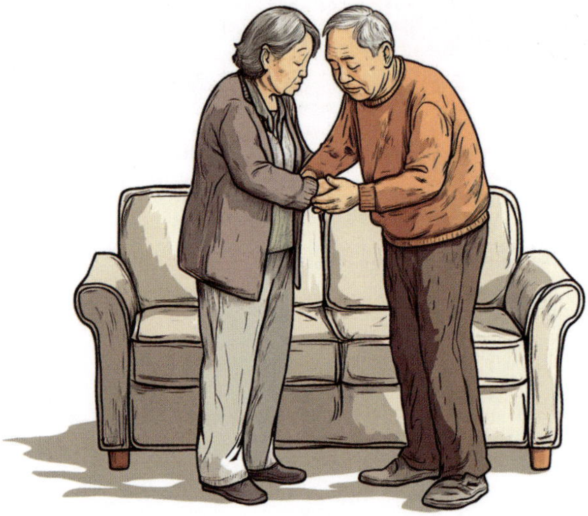

一日饮食示例

- **早餐** 燕麦片+豆浆+煮鸡蛋+拌菠菜
- **午餐** 清蒸鱼+糙米饭+炒西蓝花+无糖酸奶
- **晚餐** 蒸红薯+番茄鸡蛋汤+凉拌黄瓜
- **零食** 杏仁+蓝莓

"三高"人群的抗炎减糖饮食：平稳血糖、血压和血脂

对于"三高"（高血糖、高血压、血脂异常）人群来说，饮食管理对健康至关

重要。通过选择低糖、低盐、低饱和脂肪的抗炎饮食，“三高”人群可以有效改善体质、减少体内炎症，从而稳定血糖、血压和血脂水平。

“三高”人群抗炎减糖饮食要点

选择低GI食物，平稳血糖：低GI食物，如豆类、有的谷物类、去皮禽肉等，能够缓慢释放能量，避免血糖骤升骤降。

健康脂肪替代饱和脂肪：“三高”人群应选择含健康脂肪的食物，如橄榄油、牛油果和坚果，以替代饱和脂肪和反式脂肪。这些健康脂肪有助于降低“坏”胆固醇水平，减少动脉硬化的风险。

高钾低钠，平衡血压：“三高”人群应尽量减少盐分摄入，避免高钠饮食。同时，可以多吃富含钾的食物，如菠菜和牛油果。钾元素有助于调节体内钠含量，从而起到降血压的作用。

增加膳食纤维，辅助降脂：膳食纤维不仅能降低血液中的胆固醇含量，还能减轻消化系统的负担。“三高”人群可以适量多吃全谷物、豆类、绿叶蔬菜和水果，这些食物富含膳食纤维，有助于保持血脂平稳。

一日饮食示例

早餐 燕麦片+亚麻籽+香蕉+牛奶

午餐 藜麦+烤鸡胸肉+清蒸西蓝花+牛油果

晚餐 烤三文鱼+糙米饭+菠菜沙拉（橄榄油醋汁调味）

零食 胡萝卜条+核桃

专题 外卖与外出就餐的抗炎减糖策略

外出就餐和点外卖已经成为日常生活的一部分，但外卖餐食常因高糖、高盐、高脂肪以及富含精制碳水化合物而影响健康。不过，只要掌握一些简单实用的技巧，外出就餐同样可以兼顾抗炎和减糖的需求。

外出就餐的抗炎减糖核心原则

原则1：提前选择健康菜品

在点餐或就餐前先浏览菜单，选择含有大量蔬菜、优质蛋白和全谷物的菜品，避免在现场临时做决定而选择不健康的食物。

原则2：控制分量

餐厅的分量通常较大，可以选择半份或就餐时适量分餐，以控制摄入总量，避免过多能量的摄入。

原则3：优先点富含蔬菜的菜肴

蔬菜是低能量且抗炎的优质食材。建议多选择蔬菜沙拉、蔬菜炒肉、蔬菜拼盘等菜品，以增加抗氧化剂和膳食纤维的摄入，帮助稳定血糖水平，并减少体内的炎症反应。

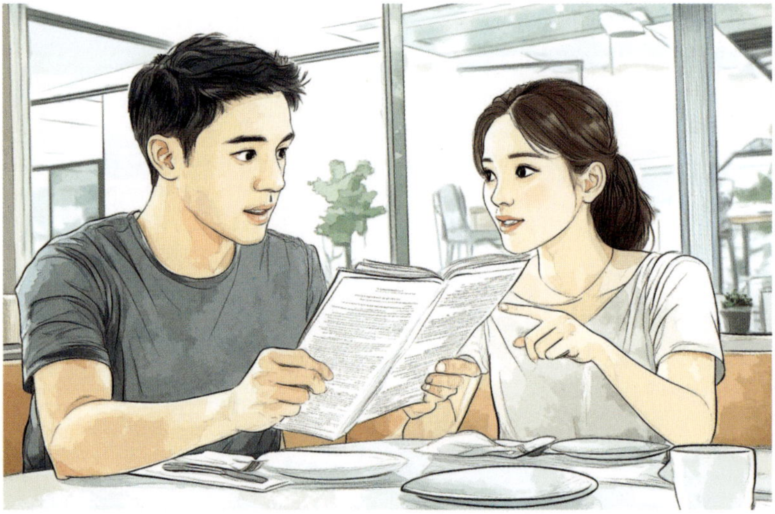

点餐技巧：主食、脂肪、酱料的健康选择

选择全谷物代替精制碳水化合物

在点餐时优选糙米、藜麦等全谷物主食以替代白米饭，如果无法避免精制碳水化合物，可减少米饭、面条的分量，增加蔬菜的比例。同时，避免炒饭、炒面等高油主食。

减小主食比例，增加蔬菜配菜

在点餐时减少精制主食的分量，并额外增加蔬菜配菜的比例。

选用健康脂肪

优选含橄榄油、坚果、牛油果等健康脂肪的菜品，避免使用奶油、沙拉酱等高脂肪酱料。选择蒸、煮、烤等少油的烹饪方式，减少过多油脂的摄入。

少糖或无糖调味

点餐时，选择无糖或少糖的调料，避免糖醋酱、甜辣酱等高糖酱料，用柠檬汁、醋、橄榄油等健康调味品替代甜味酱料。

控制酱料用量

如果酱料是单独提供的，应控制添加量，以减少不必要的糖和脂肪摄入。

优质食材与烹饪方式

选择富含优质蛋白和膳食纤维的食物

选择富含蛋白质和膳食纤维的食物，如豆腐、鸡胸肉、鱼类等蛋白质来源，搭配菠菜、生菜等绿叶蔬菜。蛋白质和膳食纤维的结合有助于稳定血糖、延长饱腹感。

避免油炸蔬菜

蔬菜虽然健康，但油炸会增加能量并破坏其中的营养。优选蒸、烤、清炒的蔬菜类菜品，这些烹饪方式能更好地保留蔬菜的营养价值。

总之，外出就餐或点外卖并不意味着要放弃健康，只要你在点餐时多加留意，依然可以实现抗炎减糖的饮食目标。通过选择富含蔬菜、优质蛋白和健康脂肪的菜品，减少精制碳水化合物和高糖调料的摄入，你可以在享受美食的同时保持健康。

图书在版编目（CIP）数据

抗炎减糖饮食　吃出自愈力 / 李融融，段佳丽主编；黄梨煜，顾凯辰副主编. --北京：中国轻工业出版社，2025.5. --ISBN 978-7-5184-5475-4

Ⅰ. R151.4

中国国家版本馆CIP数据核字第2025PB9081号

责任编辑：瀚　文

策划编辑：付　佳　　责任终审：高惠京　　封面设计：伍毓泉

版式设计：锋尚设计　责任校对：朱燕春　　责任监印：张京华

出版发行：中国轻工业出版社（北京鲁谷东街5号，邮编：100040）

印　　刷：北京博海升彩色印刷有限公司

经　　销：各地新华书店

版　　次：2025年5月第1版第1次印刷

开　　本：710 × 1000　1/16　印张：9.5

字　　数：200千字

书　　号：ISBN 978-7-5184-5475-4　定价：58.00元

邮购电话：010-85119873

发行电话：010-85119832　010-85119912

网　　址：http://www.chlip.com.cn

Email：club@chlip.com.cn

241694S2X101ZBW